U0263917

儿童视网膜血管疾病

Pediatric Retinal Vascular Diseases

——从血管造影到玻璃体切割术

From Angiography to Vitrectomy

［瑞典］乌尔里克·斯巴杜（Ulrich Spandau）

［韩国］金相辰（Sang Jin Kim）　　　　　　　主编

张国明　主译

SPM
南方传媒
广东科技出版社
全国优秀出版社
广　州·

广东省版权局著作权合同登记
图字：19-2021-110号

图书在版编目（CIP）数据

儿童视网膜血管疾病：从血管造影到玻璃体切割术 /（瑞典）乌尔里克·斯巴杜，（韩）金相辰主编；张国明主译. —广州：广东科技出版社，2023.7
书名原文：Pediatric Rential Vascular Diseases：From Angiography to Vitrectomy
ISBN 978-7-5359-7955-1

Ⅰ. ①儿… Ⅱ. ①乌… ②金… ③张… Ⅲ. ①小儿疾病 - 视网膜疾病 Ⅳ. ①R774.1

中国版本图书馆CIP数据核字（2022）第188528号

儿童视网膜血管疾病：从血管造影到玻璃体切割术

Ertong Shiwangmo Xueguan Jibing：Cong Xueguan Zaoying Dao Boliti Qiegeshu

出 版 人：严奉强

责任编辑：李　旻

装帧设计：友间文化

责任校对：曾乐慧　李云柯

责任印制：彭海波

出版发行：广东科技出版社

　　　　　（广州市环市东路水荫路11号　邮政编码：510075）

销售热线：020-37607413

http://www.gdstp.com.cn

E-mail：gdkjbw@nfcb.com.cn

经　　销：广东新华发行集团股份有限公司

印　　刷：广州市彩源印刷有限公司

　　　　　（广州市黄埔区百合三路8号201栋　邮政编码：510700）

规　　格：787 mm×1 092 mm　1/16　印张14.25　字数285千

版　　次：2023年7月第1版

　　　　　2023年7月第1次印刷

定　　价：178.00元

致谢

我要感谢我的家人，尤其是我的妻子Katrin，感谢她对我长期写作给予无私、热心的支持。

乌尔里克·斯巴杜

译者名单

张国明　曾　键　吴政根

陈来娇　曾宪露　陈　懿

杜日山一　陆小凤　田汝银

田　娅　吴东亭　吴桢泉

杨明民　余　震　赵欣予

前言

亲爱的读者：

儿童视网膜血管疾病是世界各地儿童失明的主要原因之一，本书提供全面且最新的有关这类疾病诊断、内科治疗和外科治疗方面的信息。此外，在本领域有经验的眼科专家讨论了儿童视网膜血管疾病的基本知识和实用临床诊治方面最新的技术、方法，如全身麻醉下检查、手持式频域光学相干断层扫描（OCT）和OCT血管造影术（OCTA）。本书重点阐述了儿童视网膜血管疾病内科和外科治疗的最新进展，分别介绍了玻璃体腔注射抗血管内皮生长因子（VEGF）药物治疗、视网膜激光光凝和玻璃体切割术操作步骤。无论您是关注儿童视网膜疾病的普通眼科医生，还是小儿眼科或玻璃体视网膜外科专科医生，本书都会为您提供有关儿童视网膜血管疾病的最佳诊疗信息。

瑞典乌普萨拉　Ulrich Spandau

韩国首尔　Sang Jin Kim

目 录

Part1
第一部分　儿童视网膜疾病

Part2
第二部分　检　查

*以下视网膜成像系统的名称尚无对应的中文译名。

Part3
第三部分　评　估

Part6
第六部分　治疗失败、复发、随访

Part7
第七部分　手术

Part8
第八部分　病例报道

第一部分

儿童视网膜疾病

1　外层渗出性视网膜病变（Coats病）

1.1　诊断

1.1.1　概述

外层渗出性视网膜病变（以下称Coats病）是一种特发性视网膜血管疾病，以视网膜毛细血管扩张、渗出和渗出性视网膜脱离为特征。1908年，George Coats首次描述了视网膜毛细血管扩张和大量视网膜渗出的系列病例。Coats病最常见于10～20岁男性，但也可以发生在任何年龄。大部分病例表现为单眼受累，近年来通过广角荧光素血管造影研究显示，患者对侧眼普遍存在周边部视网膜无灌注区等亚临床异常。从单纯毛细血管扩张到眼球萎缩，Coats病的临床表现差异很大。

1.1.2　组织病理学

一项针对Coats病患者摘除眼球的组织学研究显示，在视网膜下间隙存在巨噬细胞浸润和胆固醇结晶，也存在视网膜血管异常，包括扩张的血管和透明化的血管壁。在脱离的视网膜、扩张的血管和浸润视网膜下增殖组织的巨噬细胞中，观察到VEGF的免疫反应性。在位于异常视网膜血管和脱离视网膜内层的内皮细胞中，也观察到VEGFR-2的免疫反应性，但在浸润视网膜下间隙的巨噬细胞中未观察到。

1.1.3　遗传学

既往研究报道了在Coats病或有Coats病样视网膜表现的患者中包括NDP、CRB1、TINF2、PANK2和ABCA4在内的多个基因发生突变，然而确切的分子机制仍有待阐明。

1.1.4 临床表现

视网膜毛细血管扩张（图1.1，图1.2）最常见于视网膜赤道部和锯齿缘之间区域的下方和颞侧象限，受累的血管表现为管径不规则和血管瘤样扩张。视网膜异常血管的渗漏导致视网膜下沉积大量脂质（图1.3，图1.4），同时伴随视网膜下进行性液体积聚，从而继发渗出性视网膜脱离（图1.5至图1.7）。黄斑水肿或视网膜下液是导致视觉症状产生的常见原因。

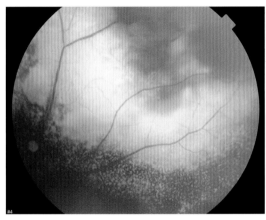

图1.1 眼底彩照

外周毛细血管扩张伴大量渗出和视网膜脱离。

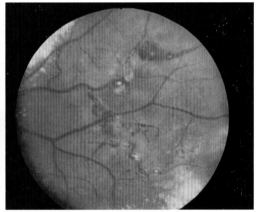

图1.2 眼底彩照

视网膜毛细血管扩张不伴渗出的典型区域。

［转载自Shields等，版权（2001），经

Elsevier许可］

视网膜色素上皮细胞增殖和迁移到视网膜下腔可能导致视网膜下纤维性组织增生。

通常患者玻璃体保持透明。玻璃体视网膜牵拉、纤维化或增殖性玻璃体视网膜病变并不常见，但可发生视网膜前膜。

在2001年Shields等人完成的一项包含150名患者的大规模病例系列研究中，患者确诊时的中位数年龄为5岁，其中114例（76%）为男性，142例（95%）患者为单侧眼受累。转诊患儿中最常见的诊断是Coats病（64例，41%），其次是视网膜母细胞瘤（43例，27%）。121只眼（76%）在就诊时视力为20/200或更差；98%患眼视网膜毛细血管扩张累及中周部或外周部眼底；115只眼（73%）有6个及6个以上钟点位视网膜下渗出；74只眼（47%）为全视网膜脱离；12只眼（8%）为新生血管性青光眼。

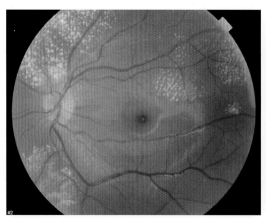

图1.3　左眼：眼底彩照

一8岁Coats病男孩，后极部视网膜下渗出。

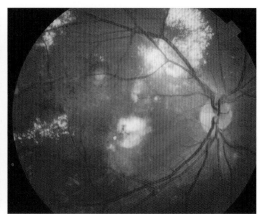

图1.4　右眼：Coats病眼底彩照

后极部陈旧性视网膜下渗出。

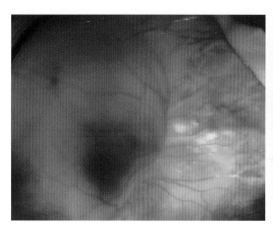

图1.5　Coats病眼底彩照

全视网膜脱离。

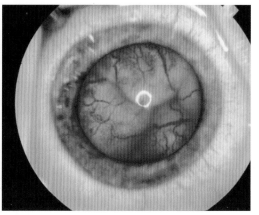

图1.6　Coats病眼前节

全视网膜脱离。［转载自Shields等，
版权（2001），经Elsevier许可］

1.1.5　荧光素血管造影

　　广角眼底成像系统如RetCam（Natus）或超广角视网膜成像系统（OPTOS）在Coats病的诊断和治疗中是非常必要的。Coats病荧光素眼底血管造影特征包括视网膜无灌注区、外周部毛细血管扩张和"灯泡"样动脉瘤、血管渗漏及视网膜渗出灶荧光遮蔽（图1.8至图1.11）。早期特别是仅有毛细血管扩张时，使用荧光素血管造影在发现眼底血管异常方面具有不可替代的作用。

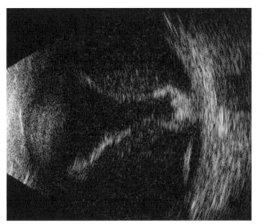

图1.7　眼部B超图像
一12岁男孩，全视网膜脱离。

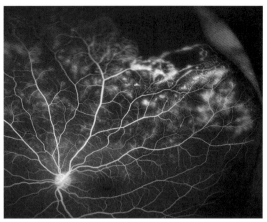

图1.8　超广角荧光素眼底血管造影图像
Coats病患者外周部血管扩张伴渗漏。

1.1.6　光学相干断层扫描

光学相干断层扫描（optical coherence tomography，OCT）用于识别Coats病黄斑水肿和视网膜下液，并评估治疗效果。在Coats病患者的OCT图像中，可观察到视网膜下液和视网膜渗出灶（图1.12，图1.13）。需要注意在有大量视网膜下液的眼球中，坐位OCT扫描所见的视网膜下液量可能因液体移动而与仰卧位时不同。

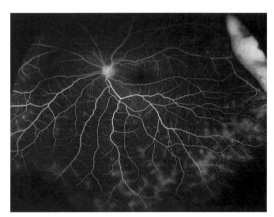

图1.9　超广角荧光素眼底血管造影图像
Coats病患者外周部血管扩张和无灌注区。

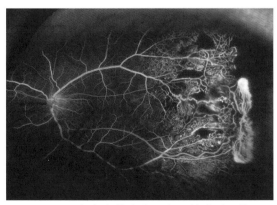

图1.10　超广角荧光素眼底血管造影图像
Coats病患者荧光素眼底血管造影晚期示下方外周部血管轻度迟发性强荧光渗漏。

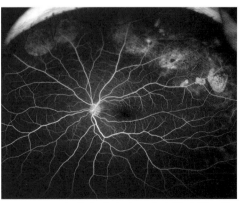

图1.11　超广角荧光素眼底血管造影图像
Coats病患者冷冻治疗后血管渗漏减少。

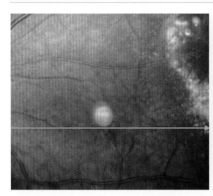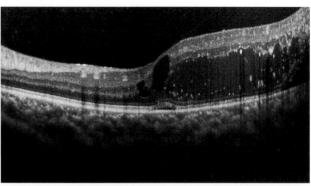

图1.12　SD-OCT图像

Coats病患者黄斑水肿和视网膜内渗出斑点物。

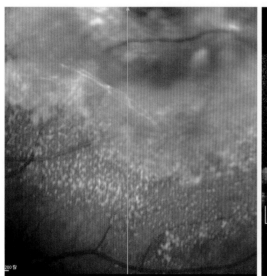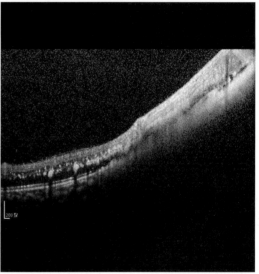

图1.13　SD-OCT图像

Coats病患者视网膜内脂质沉积物。

1.2　Coats病的分期

1.2.1　临床分期

Shields等在2001年根据对150例Coats病患者的连续临床观察提出了Coats病的一种分期方法。该分期方法现已被广泛使用，对选择治疗方式和预测视力的预后非常有帮助（表1.1和图1.14）。

表1.1　Coats病的分期

分期	临床表现
1期	仅有视网膜毛细血管扩张
2期 A B	毛细血管扩张和渗出并存 渗出未累及黄斑中心凹 渗出累及黄斑中心凹
3期 A B	渗出性视网膜脱离 部分脱离 1.未累及黄斑中心凹 2.累及黄斑中心凹 全脱离
4期	全视网膜脱离、青光眼
5期	严重的终末期疾病

1期　可以定期随访检查或行视网膜激光光凝治疗。1期病变基本都可救治、视力预后良好。然而，由于1期没有自觉临床症状，在实际临床工作中非常罕见。

2期　根据疾病范围和部位可以选择视网膜激光光凝治疗或冷冻疗法。2A期视力预后总体良好；2B期患眼一般也可救治、视力预后相对较好，但视网膜黄斑中心凹下渗出并出现致密黄灰色斑片的患眼视力预后差。

3期　一般采用视网膜激光光凝或冷冻疗法治疗。一些坐位表现为3A1期（未累及黄斑中心凹的视网膜次全脱离）的患者，仰卧位时可发现黄斑中心凹下液（即实际为3A2期）。当毛细血管扩张得到治疗后，即使视网膜脱离累及黄斑中心凹也会好转。视网膜激光光凝在视网膜脱离的区域效果较差，冷冻治疗在这种情况下往往更可取。然而，Levinson和Hubbard报告了16例患者（包括5例3B期患者），他们采用577nm黄色激光光凝术，术后视网膜解剖结构复位良好。而对于3B期大疱性视网膜脱离的患者，可能需要手术（如视网膜下液外引流术）等方式治疗。

4期　患者一般需行眼球摘除术来缓解严重的眼痛症状。

5期　患者通常表现为单眼盲但无眼部不适，无需积极治疗。

1.2.2　临床分期和视力预后

Coats病临床分期有助于选择治疗方案和预测视力预后。一项包括150名（1975—1999年）Coats病患者的病例系列研究发现，Coats病患者视力预后普遍较差。视力不佳（20/200或更差）在2B～5期患眼中所占比例相当高（表1.2）。最近，Ong等比较了两个时间段（阶段1：1995—2005年；阶段2：2006—2015年）Coats病患者的视力结果，发现：①第1个10年的患眼的首诊平均视力低于第2个10年患眼的首诊平均视力；②从初次随访到末次随访，患眼平均视力在第1个10年内有所下降，而在第2个10年内保持稳定；③随访结束时，第1个10年患眼的平均视力比第2个10年患眼的平均视力低；④与第1个10年的患眼相比，第2个10年每例患眼的平均干预次数更多（表1.2）。

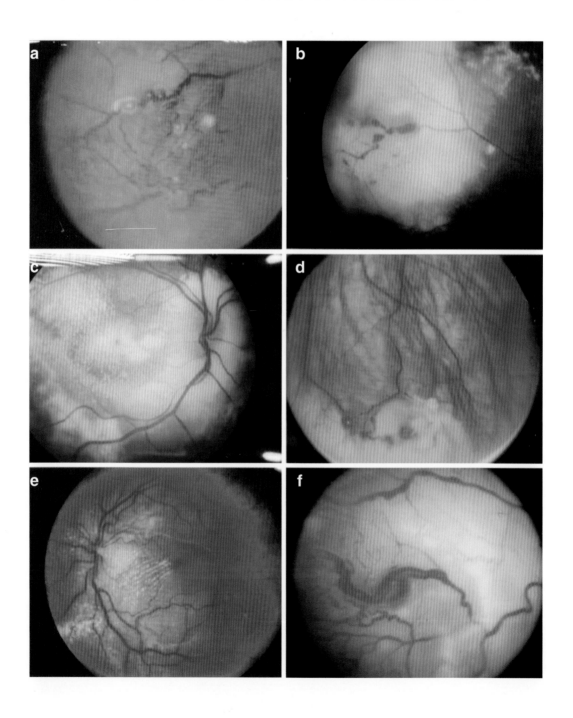

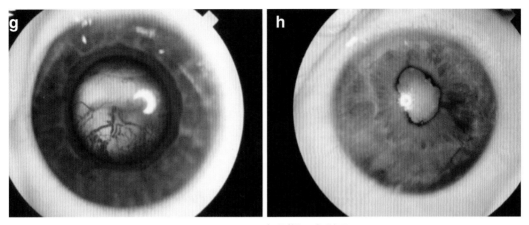

图1.14　Coats病分期眼底彩照

a. 1期，仅有视网膜毛细血管扩张。b. 2A期，毛细血管扩张，渗出未累及黄斑中心凹。c. 2B期，渗出累及黄斑中心凹。d. 3A1期，视网膜次全脱离未累及黄斑中心凹。e. 3A2期，视网膜次全脱离累及黄斑中心凹。f. 3B期，渗出性全视网膜脱离。g. 4期，渗出性全视网膜脱离，视网膜隆起达晶状体后；继发性青光眼。h. 5期，继发于长期视网膜脱离导致严重终末期，伴慢性葡萄膜炎、瞳孔后粘连和白内障。［转载自Shields等，版权（2001），经Elsevier许可］

　　总之，该项研究表明Coats病的诊断水平随着时间的推移逐渐提高，在第2个10年患眼的诊断时间有所提前，而且趋势表明在第2个10年中患眼有更好的视力预后。

表1.2　根据Coats病分期的视力预后

分期	Shields 等		Ong 等			
			1995—2005		2006—2015	
	预后视力差[a]/%	患眼数	预后视力差[a]/%	患眼数	预后视力差[a]/%	患眼数
1期	0	1				
2A期	30	10	50	2	0	1
2B期	86	7	67	3	33	3
3A1期	70	25	80	5	70	10
3A2期	70	23				
3B期	94	37	100	5	100	3
4期	100	18	100	1		0
5期	100	3		0		0

注：“a预后视力差”的定义为最佳矫正视力为20/200或更低。

参考文献

［1］　COATS G. Forms of retinal diseases with massive exudation［J］. Graefes Arhiv für Ophthalmologie, 1912, 17:440‑525.

［2］　BLAIR M P, ULRICH J N, ELIZABETH HARTNETT M, et al. Peripheral retinal nonperfusion in fellow eyes in coats disease［J］. Retina, 2013, 33:1694‑1699.

［3］　JUNG E H, KIM J H, KIM S J, et al. Fluorescein angiographic abnormalities in the contralateral eye with Normal fundus in children with unilateral Coats'disease［J］. Korean J Ophthalmol, 2018, 32:65‑69.

［4］　KASE S, RAO N A, YOSHIKAWA H, et al. Expression of vascular endothelial growth factor in eyes with Coats'disease［J］. Invest Ophthalmol Vis Sci, 2013, 54:57‑62.

［5］　BLACK G C, PERVEEN R, BONSHEK R, et al. Coats'disease of the retina （unilateral retinal telangiectasis）caused by somatic mutation in the NDP gene: a role for norrin in retinal angiogenesis［J］. Hum Mol Genet, 1999, 8:2031‑2035.

［6］　HASAN S M, AZMEH A, MOSTAFA O, et al. Coat's like vasculopathy in leber congenital amaurosis secondary to homozygous mutations in CRB1: a case report and discussion of the management options ［J］. BMC Res Notes, 2016, 9:91.

［7］　GUPTA M P, TALCOTT K E, KIM D Y, et al. Retinal findings and a novel TINF2 mutation in Revesz syndrome: clinical and molecular correlations with pediatric retinal vasculopathies［J］. Ophthalmic Genet, 2017, 38:51‑60.

［8］　SOHN E H, MICHAELIDES M, BIRD A C, et al. Novel mutation in PANK2 associated with retinal telangiectasis［J］. Br J Ophthalmol, 2011, 95:149‑150.

［9］　SAATCI A O, AYHAN Z, YAMAN A, et al. A 12‑year‑old girl with bilateral Coats disease and ABCA4 gene mutation［J］. Case Rep Ophthalmol, 2018, 9:375‑380.

［10］　SHIELDS J A, SHIELDS C L, HONAVAR S G, et al. Classification and management of Coats disease: the 2000 Proctor Lecture［J］. Am J Ophthalmol, 2001, 131:572‑583.

［11］　SIGLER E J, RANDOLPH J C, CALZADA J I, et al. Current management of Coatsdisease［J］. Surv Ophthalmol, 2014, 59:30‑46.

［12］　SHIELDS J A, SHIELDS C L, HONAVAR S G, et al. Clinical variations and complications of Coats disease in 150 cases: the 2000 Sanford Gifford Memorial Lecture［J］. Am J Ophthalmol, 2001, 131:561‑571.

［13］　LEVINSON J D, HUBBARD G B 3rd. 577‑nm yellow laser photocoagulation for Coats disease［J］. Retina, 2016, 36:1388‑1394.

［14］　ONG S S, BUCKLEY E G, MCCUEN B W 2nd, et al. Comparison of visual outcomes in Coats'disease: a 20‑year experience［J］. Ophthalmology, 2017, 124:1368‑1376.

2　诺里病（Norrie病）

2.1　概述

诺里病（Norrie病）是一种罕见的X连锁隐性疾病，由编码Wnt通路蛋白Norrin的 *NDP* 基因突变引起。Norrie病患者常因周边部视网膜血管化不完全、视网膜发育不良和视网膜脱离导致失明。此外，Norrie病患者也常有听力丧失和精神发育迟缓。

2.2　遗传学

NDP 基因位于Xp11.3。大多数患者都有致病突变，涉及外显子3中半胱氨酸结基序的半胱氨酸残基。*NDP* 基因的多种病理突变与Norrie病相关，包括错义突变、无效突变、剪接位点突变和缺失突变。

2.3　眼部表现

眼部表现包括白瞳症、晶状体后纤维性组织增生、严重视网膜发育不良和视网膜脱离。Norrie病患儿在出生时或出生后不久（大多在3个月内），即发生因双眼视网膜脱离所致失明（无光感）。

Drenser等的一项回顾性病例系列研究中报道Norrie病患者均具有相似的视网膜改变，包括致密条索组织增生、全视网膜发育不良及周边部视网膜无血管化区色素改变。

Walsh等将影响眼底红光反射的晶状体后纤维性血管组织形成的灰黄色团块（假神经胶质瘤）描述为"南瓜样"病变（图2.1）。

视网膜以外的其他眼部表现包括前房粘连、白内障、虹膜发育不全、双眼距过

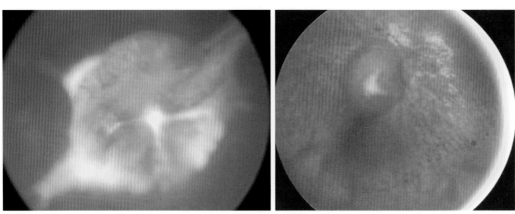

图2.1　眼底彩照

Norrie病视网膜发育不良呈现出独特的视网膜结构。血管发育不良的视网膜团块，被称为"南瓜样"病变。［转载自Drenser等，版权（2007），经Wolters Kluwer Health, Inc.许可］

窄、角膜巩膜化、眼球震颤、晶状体异位、浅前房等。

2.4　眼以外其他表现

2.4.1　听觉障碍

*NDP*基因敲除小鼠模型表明，Norrin蛋白在耳的主要功能之一是调节耳蜗与血管系统的相互作用。*NDP*基因突变所致的Norrin蛋白缺陷可引起耳蜗血管纹内血管进行性丧失，导致感音性神经耳聋。研究表明，几乎所有患者最终都会遭受一定程度的听力障碍。

2.4.2　神经系统障碍

Smith等对56例Norrie病患者的研究表明，约1/3的患者存在认知障碍。此外，行为障碍（如自闭症）和慢性癫痫也很常见。

2.4.3　外周血管性疾病

Smith等报道了38%的Norrie病患者有静脉曲张、静脉淤积性溃疡和/或阴茎（阴蒂）勃起功能障碍。

2.5 疾病管理

即便Norrie病患眼已无光感，仍建议进行定期随访，监测盲眼疼痛的情况。

对Norrie病而言，目前还没有明确的标准治疗方案。然而，有报道视网膜激光光凝和玻璃体切割术在一些病例中有效。

2010年，Walsh等对14名患有Norrie病男孩的一项回顾性研究表明，早期玻璃体切割术（在出生后3~4个月内进行）至少使7名患者至少有1只眼睛保留了光感以上的视力；3名患者双眼无光感；4名患者无法获取视力数据。此外，24只眼中仅2只眼发生眼球萎缩。Walsh认为，解除视网膜牵拉可能至少部分地解释了玻璃体切割术治疗Norrie病的益处。Walsh等还提议全视网膜脱离的患者也仍应考虑玻璃体切割术治疗，以防止进展为眼球萎缩。

2010年，Chow等报道了第一例孕37周出生新生儿行视网膜无血管区激光光凝术的病例。其母亲在妊娠23周时接受了产前羊膜穿刺行胎儿基因检测，在NDP基因发现了一个C520T（无义）突变。患儿出生第一天在麻醉下行眼底检查明确诊断后，其双眼视网膜无血管区进行了视网膜激光光凝。视网膜激光光凝治疗1个月后，患儿视网膜外纤维性血管增生完全消退，随访至第24个月没有发生视网膜脱离。

2014年，Sisk等报道了首例通过羊膜穿刺发现致病性NDP基因突变后行医源性早产的病例，患儿在矫正胎龄34周时接受视网膜激光光凝治疗后新生血管消退、出血吸收。

以上两个病例表明，在矫正胎龄40周前数月，Norrie病患眼或许有挽救的机会。

参考文献

［1］WU W C, DRENSER K, TRESE M, et al. Retinal phenotype-genotype correlation of pediatric patients expressing mutations in the Norrie disease gene［J］. Arch Ophthalmol, 2007, 125:225-230.

［2］DRENSER K A, FECKO A, DAILEY W, et al. A characteristic phenotypic retinal appearance in Norrie disease［J］. Retina, 2007, 27:243-246.

［3］WALSH M K, DRENSER K A, CAPONE A J, et al. Early vitrectomy effective for Norrie disease［J］. Arch Ophthalmol, 2010, 128:456-460.

［4］Genetic and Rare Disease Information Center. Norrie disease［EB/OL］（2018-11-11）https://rarediseases.info.nih.gov/diseases/7224/norrie-disease.

［5］REHM H L, ZHANG D S, BROWN M C, et al. Vascular defects and sensorineural deafness in a mouse model of Norrie disease［J］. J Neurosci, 2002, 22:4286‐4292.

［6］HALPIN C, OWEN G, GUTIÉRREZ‐ESPELETA G A, et al. Audiologic features of Norrie disease ［J］. Ann Otol Rhinol Laryngol, 2005, 114:533‐538.

［7］SMITH S E, MULLEN T E, GRAHAM D, et al. Norrie disease: extraocular clinical manifestations in 56 patients［J］. Am J Med Genet A, 2012, 158:1909‐1917.

［8］CHOW C C, KIERNAN D F, CHAU F Y, et al. Laser photocoagulation at birth prevents blindness in Norrie's disease diagnosed using amniocentesis［J］. Ophthalmology, 2010, 117:2402‐2406.

［9］SISK R A, HUFNAGEL R B, BANDI S, et al. Planned preterm delivery and treatment of retinal neovascularization in Norrie disease［J］. Ophthalmology, 2014, 121:1312‐1313.

3　色素失禁症（IP）

色素失禁症（incontinentia pigmenti，IP），也称为Bloch-Sulzberger综合征，是一种罕见的X连锁显性遗传病，主要累及皮肤、眼睛、头发、牙齿、指甲和中枢神经系统。特征性皮肤损害是诊断的关键，而视网膜血管阻塞并发新生血管导致失明和精神运动性迟滞是IP的两个最严重的并发症。

3.1　病理生理学和遗传学

IP是由位于Xq28的*IKBKG*基因（核因子kappa B激酶γ亚基抑制因子，也称*NEMO*基因）突变导致。由于IP是X连锁显性遗传病，受影响的男性胎儿通常无法存活，因此大多数IP患者（＞90%）为女性。也有个别男性病例的报道，报道显示男性患者症状较他们的女性同胞患者症状更重，因其发生性染色体非整倍体异常概率更高。IP具有较高的遗传外显率和表型变异性。大多数为散发病例，仅10%～25%病例有家族遗传史。表型差异可能是由于女性X染色体失活（也称为X染色体莱昂化）导致。

*IKBKG*编码NEMO（核因子kappa B关键调节因子）蛋白或IKK-γ（核因子kappa B激酶γ亚基抑制因子）。核因子kappa B（NF-kB）转移因子的激活依赖NEMO（或IKK-γ）。NF-kB上调免疫反应，并能防止细胞凋亡。因此，*IKBKG*的突变会导致NF-kB激活异常，使细胞容易受内源性因素的影响发生细胞凋亡。

IP中最常见（60%～80%）的基因突变是*IKBKG*基因外显子4—10长片段缺失引起的，导致基因功能丧失以及NF-kB的活性降低。虽然大部分IP病例是由移码突变或无义突变所致，但某些病例可能只涉及部分NEMO（或IKK-γ）活性丧失。

3.2　临床表现

3.2.1　眼部表现

IP眼部改变的发生从新生儿期到婴儿早期开始显现。多个研究报道了IP患者眼部受累的患病率为16%～77%。对可疑IP患者，应及早进行眼底检查。超过一半的IP眼部改变对视力造成威胁。

IP眼视网膜异常的表现：从周边视网膜无血管到牵拉性或渗出性视网膜脱离不等。周边视网膜无血管化是IP视网膜改变的一个标志性特征。进行性视网膜血管阻塞可能导致新生血管形成、出血性黄斑凹萎缩、黄斑血管动脉瘤、动-静脉交通支以及渗出性或牵拉性视网膜脱离。

荧光素眼底血管造影对检查视网膜无血管化区、视网膜新生血管和渗漏至关重要（图3.1至图3.4）。此外，黄斑区毛细血管无灌注也可能发生。由于IP的视网膜病变通常在2岁之前发生，因此，如有条件，大多数患儿需要进行麻醉下检查（examinations under anesthesia，EUA），包括眼底照相、荧光素血管造影和OCT。通过口服荧光造影剂联合非接触超广角视网膜成像系统，荧光素血管造影也可在门诊诊室进行（图3.5，图3.6）。

IP视网膜以外的其他眼部表现包括斜视、眼球震颤、视神经萎缩、白内障、葡萄膜炎、结膜色素沉着、角膜上皮和角膜基质炎及虹膜发育不良。

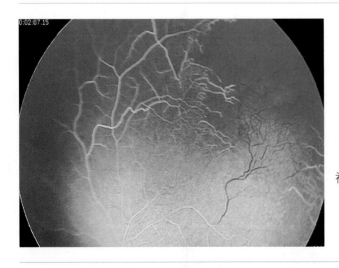

图3.1　荧光素眼底血管造影图像视网膜血管异常以及静脉充盈延迟。［转载自O'Doherty等，版权（2011），经BMJ Publishing Group Ltd许可］

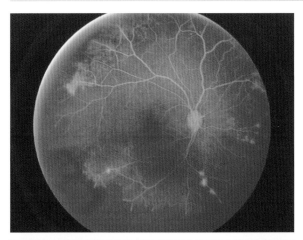

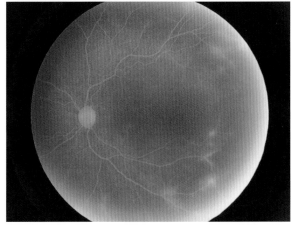

图3.2 荧光素眼底血管造影图像
6月龄IP患儿RetCam荧光素眼底血管
造影。
（图片提供：J.Peter Campbell，医
学博士，公共卫生硕士，俄勒冈健康
与科学大学凯西眼科研究所，波特兰
市，俄勒冈州，美国）

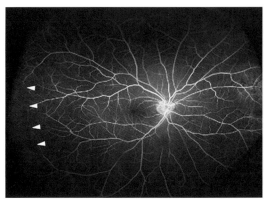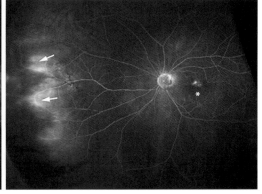

图3.3 广角眼底荧光素血管造影图像
IP患者右眼颞侧轻度无灌注区（三角所示），以及鼻侧无灌注区、动静脉吻合和造影
晚期轻度渗漏（箭头所示）。［转载自Chen等，版权（2015），经Wolters Kluwer
Health, Inc许可］

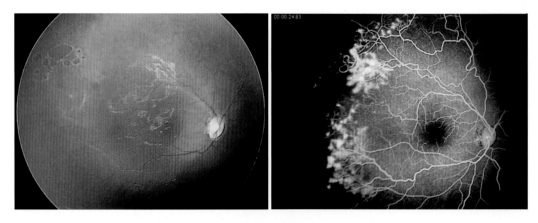

图3.4　右眼IP眼底照相及荧光素眼底血管造影图像

4岁女孩，眼底新生血管和血管渗漏。

［转载自Ranchod和Trese，版权（2010），经Wolters Kluwer Health, Inc许可］

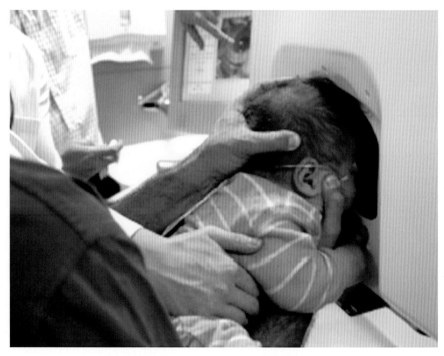

图3.5　婴幼儿门诊行荧光素眼底血管造影姿势

在门诊诊室通过口服荧光素超广角非接触系统以"飞行婴儿"姿势进行荧光素眼底血管造影。

［转载自Patel等，版权（2013），经Elsevier许可］

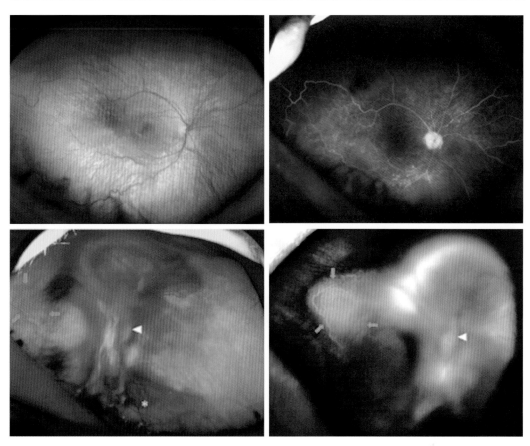

图3.6　口服荧光素超广角非接触系统荧光素眼底血管造影图像

在门诊诊室通过口服荧光素超广角非接触系统进行荧光素眼底血管造影。

［转载自Patel等，版权（2013），经Elsevier许可］

3.2.2　视网膜筛查流程

　　2000年，Holmström和Thorén建议IP患者眼睛随访计划如下：出生后应尽早进行散瞳眼底检查，出生后的前4个月每月1次，之后改每3个月1次，持续至患儿1岁；1~3岁期间每年2次；然后在整个儿童期每年检查1次。2011年，O'Doherty等提出若麻醉下眼底检查完全正常，眼底将会一直保持正常。反之，如果出生时存在视网膜异常则应及早行荧光素血管造影以明确视网膜无灌注区范围，并且需进行多次眼底检查，检查频率也应增加，出生后前3个月每2周1次，然后每月1次持续6个月，再每3个月1次持续1年。

3.3 皮肤表现

出生后数月内开始出现皮疹是IP最常见的体征。几乎所有IP患者都会出现皮肤损害，如果皮肤损害出现特定的形态和进展，则大体上可以诊断为IP。IP皮肤损害分期如表3.1所示。这些皮肤损害沿着Blaschko线呈特异性分布，与胚胎发育过程中皮肤发育的模式相同。

表3.1 IP皮肤损害分期

分期	皮肤改变
1. 大疱期	红斑、水疱
2. 疣状皮损期	肥厚性皮疹
3. 色素沉着期	色素沉着
4. 萎缩/色素脱失期	色素脱失和脱发

3.4 神经系统表现

大约1/3的IP病例出现神经系统症状，包括抽搐性障碍、痉挛性瘫痪、运动迟滞和智力障碍。

在一篇综述中描述IP最常见的中枢神经系统异常是癫痫发作、运动障碍、智力障碍和小头畸形。

3.5 其他临床表现

超过一半的IP患者出现牙齿异常，最常见的牙齿异常是牙缺失及牙畸形。也可出现脱发、指（趾）甲和乳房异常等临床表现。

3.6 诊断标准

1993年，Landy和Donnai建立了IP诊断标准。2014年，Minić等人提出新的IP诊断标准（表3.2），将IP皮肤损害作为疾病分期的主要标准，次要诊断标准包括：牙齿、眼睛、头发、指甲、腭部、乳房和乳头、中枢神经系统等异常；多种男性不育症以及IP病理组织学表现。此外，典型的*IKBKG*基因突变和存在IP家族史对于IP的诊断也有帮助。

表3.2　2014年更新的IP诊断标准

主要标准	典型沿Blaschko线分布的IP皮损分期： 大疱期 疣状皮损期 色素沉着期 萎缩/色素脱失期	
次要标准 （支持证据）	牙齿异常 眼部异常 中枢神经系统异常 脱发 毛发异常（头发稀疏、羊毛状头发、眉毛和睫毛异常） 指甲病变 腭部病变 乳头和乳房病变 多种男性不育症 典型皮肤病理组织学病变	
建立IP诊断 的条件	一级女性亲属中没有IP患者	·若缺少*IKBKG*基因突变的证据，则需具备至少2个主要标准，或1个主要标准加1个或1个以上次要标准才可做出散发IP诊断 ·有典型*IKBKG*基因突变证据，伴任意1个主要标准或次要标准即可确立IP诊断
	一级女性亲属中有IP患者	任意1个主要标准或至少2个次要标准
	在所有病例中，嗜酸性粒细胞增多症和X染色体失活支持诊断	

注：转载自Minić等，版权所有（2013），经John Wiley and Sons许可。

参考文献

［1］MINIĆ S, TRPINAC D, Obradović M. Incontinentia pigmenti diagnostic criteria update［J］. ClinGenet, 2014, 85:536-542.

［2］SWINNEY C C, HAN D P, KARTH P A. Incontinentia pigmenti: a comprehensive review and update［J］. Ophthalmic Surg Lasers Imaging Retina, 2015, 46:650-657.

［3］SCHEUERLE A E. Male cases of incontinentia pigmenti: case report and review［J］. Am J Med Genet, 1998, 77:201-218.

［4］FUSCO F, PESCATORE A, BAL E, et al. Alterations of the IKBKG locusand diseases: an update and a report of 13 novel mutations［J］. Hum Mutat, 2008, 29:595-604.

　　[5]　PATEL C K, FUNG T H, MUQIT M M, et al. Non-contact ultra-widefield retinal imaging and fundus fluorescein angiography of an infant with incontinentia pigmenti without sedation in an ophthalmic office setting[J]. J AAPOS, 2013, 17:309-311.

　　[6]　CHEN C J, HAN I C, GOLDBERG M F. Variable expression of retinopathy in a pedigree of patientswith incontinentia pigmenti[J]. Retina, 2015, 35:2627-2632.

　　[7]　RANCHOD T M, TRESE M T. Regression of retinal neovascularization after laser photocoagulationin incontinentia pigmenti[J]. Retina, 2010, 30:708-709.

　　[8]　HOLMSTRÖM G, THORÉN K. Ocular manifestations of incontinentia pigmenti[J]. Acta Ophthalmol Scand. 2000, 78:348-353.

　　[9]　O'DOHERTY M, MC CREERY K, GREEN A J, et al. Incontinentia pigmenti-ophthalmological observation of a series of cases and review of the literature[J]. Br J Ophthalmol. 2011, 95:6-11.

　　[10]　MINIĆ S, TRPINAC D, OBRADOVIĆ M. Systematic review of central nervous system anomalies in incontinentia pigmenti[J]. Orphanet J Rare Dis. 2013, 8-25.

　　[11]　LANDY S J, DONNAI D. Incontinentia pigmenti(Bloch-Sulzberger syndrome)[J]. J Med Genet. 1993, 30:53-59.

4　家族性渗出性玻璃体视网膜病变（FEVR）

4.1　概述

家族性渗出性玻璃体视网膜病变（familial exudative vitreoretinopathy，FEVR）是一种少见遗传性玻璃体视网膜疾病，以视网膜无血管化区、新生血管形成、牵拉性视网膜脱离和渗出为特征。这些临床表现与早产儿视网膜病变相似，但大多数FEVR患者没有早产史。因此，FEVR通常被描述为"发生在足月儿的类似早产儿视网膜病变"。

1969年，Criswick和Schepens首次报道6例FEVR患者（2个家系）。他们描述了视网膜血管牵拉、黄斑异位、周边部视网膜新生血管、渗出等临床表现。1976年，Canny和Oliver首次报道FEVR患者荧光素眼底血管造影的异常表现（包括周边部视网膜无灌注区）。1998年，Pendergast和Trese依据眼底表现提出FEVR 5期分类法。2014年，Trese与其同事根据临床和荧光素血管造影表现修订了临床分期。

4.2　病理生理学和遗传学

FEVR主要病理表现为周边部视网膜血管发育异常、视网膜无血管化和视网膜新生血管。异常视网膜新生血管易渗漏、出血，进而导致视网膜玻璃体积血、渗出、视网膜皱襞、视网膜牵拉、视网膜脱离。

FEVR具有遗传异质性，遗传方式有常染色体显性遗传、常染色体隐性遗传或X连锁隐性遗传等。FEVR的发病机制涉及多个基因突变：Wnt信号通路基因，已报道包括*NDP*、*FZD4*、*LRP5*和*TSPAN12*与FEVR有关。*FZD4*和*LRP5*编码蛋白是Wnt蛋白和Norrin（由*NDP*基因编码）的受体。

有*LRP5*突变的FEVR患者可能发生骨质减少和骨质疏松，严重*NDP*突变患者可能发生进行性耳聋和智力迟钝。已有报道*ZNF408*为FEVR新致病基因。敲除*ZNF408*基因的斑马鱼试验揭示了该基因对视网膜血管生成的重要作用。已知与*KIF11*基因突变关联的FEVR患者可伴有或不伴有小头畸形和智力发育迟钝。

4.3　诊断

4.3.1　临床表现

可以根据眼底表现诊断FEVR。此外，荧光素眼底血管造影的评估作用逐渐增加。FEVR最典型的特征是周边部视网膜无血管化区，最常见于颞侧周边部。在轻症病例中，周边部视网膜病变不会引起任何临床症状。随着疾病进展，在血管–无血管交界处可能出现渗出和新生血管形成，导致视网膜皱襞、黄斑异位和视网膜脱离（图4.1，图4.2）。Ranchod等的一项大规模病例研究中，273只眼中有77只眼（28%）出现放射状视网膜皱襞，大多数视网膜皱襞在颞侧象限呈放射状延伸，但几乎在所有象限可能见到放射状皱襞。视网膜放射状皱襞有时会被描述为"镰刀形"。视网膜皱襞是FEVR的典型特征之一，不常见临床表现为继发性视网膜前膜（图4.3）、周边部视网膜劈裂、玻璃体出血、继发性青光眼、视网膜毛细血管瘤、玻璃体血管残留和永存原始玻璃体增生症（或称持续性胎儿血管）。

Trese与其同事在几项FEVR临床研究中，采用以下FEVR诊断标准：①周边部视网膜血管发育不全；②足月产或早产儿出现颞侧病变但不符合ROP（retinopathy of prematurity）改变；③任何年龄发生不同程度的视网膜无灌注区、玻璃体视网膜牵拉、

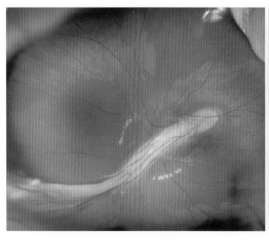 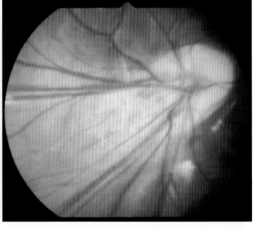

图4.1　眼底彩照
FEVR伴视乳头牵引视网膜皱襞。

图4.2　眼底彩照
FEVR视乳头牵引。

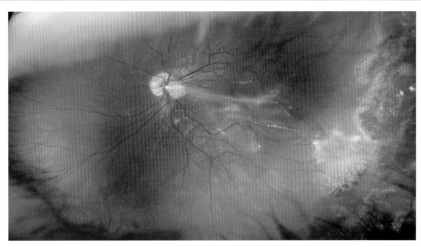

图4.3　左眼：眼底彩照
FEVR冷冻治疗后继发性视网膜前膜。

视网膜下渗出或视网膜新生血管。

　　临床上有时很难区分FEVR和ROP。通常阳性家族史、足月分娩和无吸氧史倾向于诊断FEVR；早产和吸氧史倾向于诊断ROP。然而，也有一些早产儿FEVR病例。Berrocal和他的同事报道了9例有FEVR样视网膜改变早产儿的临床表现和荧光素血管造影结果，提出了一种新分类方法，称为"ROPER"（ROP与FEVR）。作者指出，与典型ROP相比，ROPER具有几个有辨识度的荧光素血管造影特征。典型ROP眼，在视网膜血管/无血管交界处异常血管分支模式有：缠绕状或环状血管、局部毛细血管扩张、新生血管、强荧光病灶和荧光素渗漏。而在FEVR眼则表现为血管分支末梢呈球状膨大，毛细血管缺失，静/静脉交通支（不是动/静脉交通支），在视网膜血管/无血管交界处出现不规则新生血管芽（而不是ROP血管前缘均一的血管发育形态）。区分FEVR和ROP很重要，因为FEVR是进行性疾病，早期诊断和治疗对预防视力恶化极为关键。

4.3.2　荧光素眼底血管造影表现

　　广角荧光素眼底血管造影（如RetCam，Natus或超广角视网膜成像系统，Optos）对确诊FEVR和监测其病变活动非常重要（图4.4，图4.5）。

　　Kashani等描述了87例FEVR患者广角荧光素眼底血管造影的多种影像学表现，包括解剖学变化（后极部和周边部血管分支末梢球状膨大伴有或不伴血管荧光素渗漏、动脉迁曲、视乳头荧光素渗漏、远周边部异常环状血管网、毛细血管异常和发育不全）和功能变化（动/静脉充盈延迟、脉络膜灌注延迟或无灌注、静/静脉交通支）。Kashani

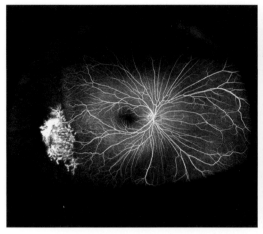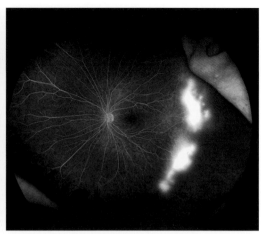

图4.4　双眼：超广角荧光素眼底血管造影图像

12岁，FEVR 2期患儿（图片提供：Dr. J. Peter Campbel，医学博士，公共卫生硕士，俄勒冈健康与科学大学凯西眼科研究所，波特兰市，俄勒冈州，美国）。

等指出血管荧光素渗漏，特别是视网膜血管/无血管交界处的荧光素渗漏区灶，需要立即行视网膜激光光凝并密切随访观察。

　　FEVR患者无临床症状的家族成员中有相当比例的人有不同程度眼底病变。Kashani等报道了美国三级转诊体系中一个玻璃体视网膜疾病诊所对57位FEVR患者的家族成员所做的临床检查和荧光素血管造影结果。57例受检者的114只眼

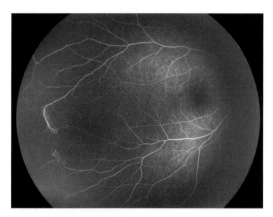

图4.5　右眼：广角荧光素眼底血管造影图像
10月龄，FEVR 1期患儿。

中，只有21%的眼临床检查和荧光素血管造影结果都正常；58%的眼临床检查或荧光素血管造影显示为FEVR 1期或2期；21%的眼为FEVR 3期、4期或5期。因此，Kashani等建议对FEVR患者的家族成员应进行临床和广角荧光素眼底血管造影筛查，有助于早期发现需治疗的FEVR病例和开展遗传咨询。

4.3.3　OCT表现

OCT检测有助于治疗以及评估FEVR患者玻璃体、视网膜的相互关系。

Shimouchi等报道2例FEVR患者，SD-OCT显示黄斑旁中心凹玻璃体后脱离伴玻璃体

黄斑中心凹粘连，细小沉着物以杆状垂直附着于黄斑旁中心凹视网膜表面，眼底检查时白色物处的玻璃体后界膜下方未见视网膜内和视网膜下有沉着物质（图4.6）。

　　Yonekawa等研究了41例FEVR患者74只眼的SD-OCT结果。研究显示了多种SD-OCT表现：多种形式的后极部玻璃体结构变化（从较薄视网膜前膜样高反射带到较厚暗反

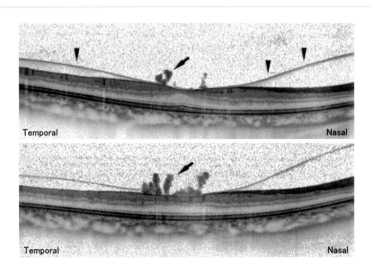

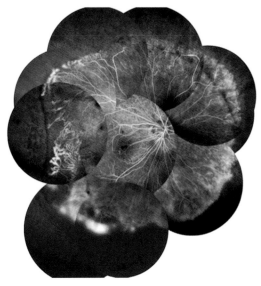

图4.6　14岁FEVR患者SD-OCT和FFA图像

OCT图像示旁中心凹区PVD（三角所示）和大量细小沉积物（箭头所示）呈杆状垂直附着于黄斑旁中央凹区视网膜，玻璃体后界膜下方视网膜内和视网膜下无沉着物质。FFA显示周边部视网膜无血管区和颞侧周边视网膜新生血管。

［转载自Springer Nature，Shimouchi等，版权（2013）］

射带），玻璃体黄斑牵拉，玻璃体视乳
头牵拉，玻璃体-视网膜皱襞牵拉，玻
璃体激光光凝瘢痕粘着，黄斑中心凹变
浅，永存性胎儿黄斑中心凹结构，黄斑
囊样水肿，视网膜内渗出和视网膜下
脂质沉着，"干性"或"湿性"放射
状视网膜皱襞以及视网膜外层椭圆体带
中断。

上述OCT发现可能有助于检测潜在
的治疗靶点，包括视网膜前膜、玻璃
体黄斑牵拉和黄斑水肿（图4.7）。此
外，由于黄斑中心凹发育异常（黄斑中
心凹内层视网膜持续存在）可能与视觉发育有关，有必要进一步研究。

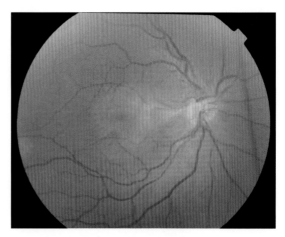

图4.7　右眼：眼底彩照
黄斑前膜形成。［转载自Springer Nature，
Gilmour，版权（2015）］

4.4　临床分期

FEVR临床分期方法有以下几种。

1980年，Laqua提出3期临床分期方法：1期，患者无临床症状，所有眼底病理改
变局限于周边部视网膜。2期，伴后极部视网膜组织牵拉的周边部纤维血管性团块。
3期，并发症导致视力严重丧失（如全视网膜脱离）。

1984年，Miyakubo等提出5期临床分期方法：1期，单纯型（周边部视网膜无血
管化区小于2个视盘直径）。2期，弓形型（周边部视网膜无血管化区大于2个视盘直
径）。3期，"V"型（颞侧周边部"V"型视网膜无血管化区）。4期，增殖型（视网
膜新生血管，视网膜血管渗漏强荧光）。5期，瘢痕型（睫状体平坦部实性瘢痕组织和
"镰刀形"条索致牵拉性视网膜脱离）。

1998年，Pendergast和Trese根据眼底病变表现提出5期临床分期法（表4.1）。主
要依据眼底病变表现（累及黄斑与否、有无渗出、是否有渗出性或者牵拉性视网膜脱
离），该分期法对选择治疗方案很重要。

表4.1　FEVR临床表现联合荧光素眼底血管造影临床分期

分期	临床分期（1998年）	临床表现联合荧光素眼底血管造影分期（2014年修订）
1	视网膜周边部无血管区无视网膜新生血管	视网膜周边部无血管化区或视网膜内异常血管形成
1A	—	不伴渗出 无荧光素渗漏
1B	—	伴渗出 或荧光素渗漏
2	视网膜周边部无血管区视网膜新生血管形成	视网膜周边部无血管化区伴视网膜新生血管形成
2A	不伴渗出	不伴渗出 无荧光素渗漏
2B	伴渗出	伴渗出 或荧光素渗漏
3	不累及黄斑区的视网膜脱离	不累及黄斑区的视网膜脱离
3A	渗出性为主	不伴渗出 无荧光素渗漏
3B	牵拉性为主	伴渗出 或荧光素渗漏
4	累及黄斑的视网膜脱离	累及黄斑的视网膜脱离
4A	渗出性为主	不伴渗出 无荧光素渗漏
4B	牵拉性为主	伴渗出 或荧光素渗漏
5	全视网膜脱离	全视网膜脱离
5A	开放型漏斗	开放型漏斗
5B	闭合型漏斗	闭合型漏斗

2014年，Trese与其同事根据临床表现和荧光素眼底血管造影表现修订了1998年的临床分期方法（表4.1）。他们发现造影时血管渗漏是临床上视网膜渗出的前兆，因此他们修订的分期方法，加入了荧光素眼底血管造影时血管渗漏强荧光表现。他们还建议1B期或2B期患者，需要立即对渗漏病灶和周边部视网膜无血管化区行视网膜激光光凝治疗。

参考文献

[1] CRISWICK V G, SCHEPENS C L. Familial exudative vitreoretinopathy [J]. Am J Ophthalmol, 1969, 68:578‐594.

[2] CANNY C L, OLIVER G L. Fluorescein angiographic findings in familial exudative vitreoretinopathy [J]. Arch Ophthalmol, 1976, 94:1114‐1120.

[3] PENDERGAST S D, TRESE M T. Familial exudative vitreoretinopathy. Results of surgical management [J]. Ophthalmology, 1998, 105:1015‐1023.

[4] KASHANI A H, BROWN K T, CHANG E, et al. Diversity of retinal vascular anomalies in patients with familial exudative vitreoretinopathy [J]. Ophthalmology, 2014, 121:2220‐2227.

[5] GILMOUR D F. Familial exudative vitreoretinopathy and related retinopathies [J]. Eye (Lond), 2015, 29:1‐14.

[6] COLLIN R W, NIKOPOULOS K, DONA M, et al. ZNF408 is mutated in familial exudative vitreoretinopathy and is crucial for the development of zebrafish retinal vasculature [J]. Proc Natl Acad Sci U S A, 2013, 110:9856‐9861.

[7] ROBITAILLE J M, GILLETT R M, LEBLANC M A, et al. Phenotypic overlap between familial exudative vitreoretinopathy and microcephaly, lymphedema, and chorioretinal dysplasia caused by KIF11 mutations [J]. JAMA Ophthalmol, 2014, 132:1393‐1399.

[8] HU H, XIAO X, LI S, et al. KIF11 mutations are a common cause of autosomal dominant familial exudative vitreoretinopathy [J]. Br J Ophthalmol, 2016, 100:278‐283.

[9] KARJOSUKARSO D W, CREMERS F P M, VAN NOUHUYS C E, et al. Detection and quantificationof a KIF11 mosaicism in a subject presenting familial exudative vitreoretinopathy with microcephaly [J]. Eur J Hum Genet, 2018, 26:1819‐1823. https://doi.org/10.1038/s41431‐018‐0243‐y. (E‐pub).

[10] RANCHOD T M, HO L Y, DRENSER K A, et al. Clinical presentation of familial exudative vitreoretinopathy [J]. Ophthalmology, 2011, 118:2070‐2075.

[11] KASHANI A H, LEARNED D, NUDLEMAN E, et al. High prevalence of peripheral retinal vascular anomalies in family members of patients with familial exudative vitreoretinopathy [J]. Ophthalmology, 2014, 121:262‐268.

[12] JOHN V J, MCCLINTIC J I, HESS D J, et al. Retinopathy of prematurity versus familial exudative vitreoretinopathy: report on clinical and angiographic findings [J]. Ophthalmic Surg Lasers Imaging Retina, 2016, 47:14‐19.

［13］ SHIMOUCHI A, TAKAHASHI A, NAGAOKA T, et al. Vitreomacular interface in patients with familial exudative vitreoretinopathy［J］. Int Ophthalmol, 2013, 33:711-715.

［14］ YONEKAWA Y, THOMAS B J, DRENSER K A, et al. Familial exudative vitreoretinopathy: spectral-domain optical coherence tomography of the vitreoretinal interface, retina, and choroid［J］. Ophthalmology, 2015, 122:2270-2277.

［15］ LAQUA H. Familial exudative vitreoretinopathy［J］. Albrecht Von Graefes Arch Klin Exp Ophthalmol, 1980, 213:121-133.

［16］ MIYAKUBO H, HASHIMOTO K, MIYAKUBO S. Retinal vascular pattern in familial exudative vitreoretinopathy［J］. Ophthalmology, 1984, 91:1524-1530.

5　早产儿视网膜病变（ROP）

　　早产儿视网膜病变（retinopathy of prematurity，ROP）是早产新生儿重症监护病房里的一种严重并发症。该病变于1942年首次报道，在1941—1953年，全世界有超过1.2万名婴儿受此影响，如灵魂音乐家Stevie Wonder。这种致盲性疾病快速增长的原因是早产儿恒温箱使用量的增加。为了防止早产儿脑损伤，新生儿科医生曾不设限制地给早产儿吸入高浓度氧气，这种情况持续到20世纪50年代末，而高浓度氧气吸入的有害影响尚不清楚。

　　来自澳大利亚的Kate Campbell和来自英国的Mary Crosse两位女学者提出，正是"氧中毒"导致了ROP的发生。这一假设最终被美国一个颇有争议的研究证实。这项研究纳入两组婴儿，以随机方法，一组吸入当时常用浓度氧气，而另一组吸入较低浓度氧气。研究结果显示，后一组婴儿ROP发病率明显较低。根据此研究结果，降低恒温箱中的氧气浓度后，这一流行病在1年内得到遏制。

5.1　病理生理学

　　一种非常接近引发早产视网膜病变的动物模型被开发出来。在这个动物模型中，小鼠出生后第7~12天被放置在氧浓度为75%的高氧恒温箱中；然后把小鼠从恒温箱中取出再次暴露在正常室内空气中，这种再次暴露相当于缺氧状态（图5.1）；实验小鼠在室内空气中停留6~12h后其眼球出现VEGF过量表达。免疫组织学研究表明VEGF在视网膜内核层的Mueller细胞表达呈阳性，不久后视网膜新生血管形成（图5.2，图5.3）。在26天后VEGF水平下降，视网膜新生血管减少。

　　这些实验结果证明低氧"触发"VEGF生成，VEGF自身能促进视网膜增殖。如果在实验小鼠放入恒温箱当天眼内注射VEGF，可阻止这种病理性级联反应。

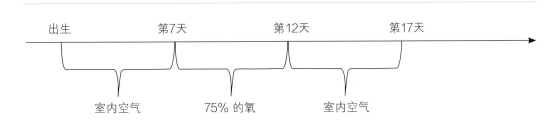

图5.1　ROP动物模型

实验小鼠从出生当天到出生后第7天都在室内空气中。出生后第7~12天，小鼠被放在氧浓度为75%的恒温箱中。从第12天起，小鼠从恒温箱中再转移回室内空气中，在第17天被处死后用于实验。

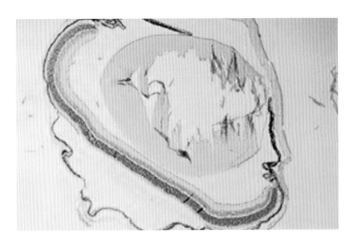

图5.2　暴露于75%氧浓度后的小鼠眼球（注意较大的晶状体）

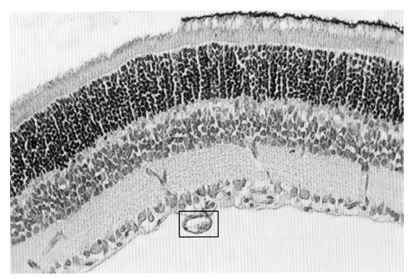

图5.3　暴露于75%氧浓度后的试验小鼠视网膜，黑色框区域发生视网膜增殖

5.2　分类

5.2.1　分类方法

1984年，一个国际ROP专家小组发表了ROP分类方法，即国际早产儿视网膜病变分类（international classification of retinopathy of prematurity，ICROP），包括视网膜病变区域、视网膜病变范围所占据钟点位，视网膜有血管区和无血管区交界处视网膜病变的分期（或严重）程度，以及是否存在附加病变。初版ICROP指出，"这一分类方法的基本原则如下：病变越靠近视网膜后极部，累及的视网膜血管组织越多，则病变越严重"。1987年对初版ICROP予以补充，2005年再次更新。2005年更新版ICROP加入了包括急进性后极部早产儿视网膜病变（aggressive posterior ROP，AP-ROP）和前附加病变（pre-plus disease）的概念。下文会介绍这一分类方法。

5.2.2　病变部位和范围

为了确定病变所在位置，病变部位划分为3个圆（Ⅰ区、Ⅱ区和Ⅲ区）。如图5.4所示，Ⅰ区指以视乳头中心为圆心，以视乳头到黄斑中心距离的2倍为半径的圆形区域；Ⅱ区指以视乳头中心为圆心，视乳头到鼻侧锯齿缘为半径画圆的Ⅰ区以外的环形区域；Ⅲ区指Ⅱ区以外的其余区域。

间接眼底镜检查中使用25D或28D非球面镜观察眼底时，将视乳头的鼻侧边缘移到观察视野边缘，此时观察视野的对侧边缘即为Ⅰ区边界。

病变范围按照钟点位或30°扇形范围记录（例如：视网膜外纤维血管增生达到5个钟点位）（图5.4）。

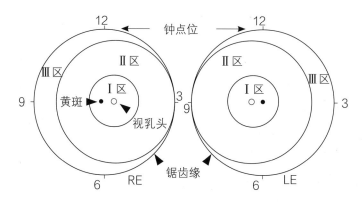

图5.4　ROP分区及病变钟点位视网膜模式图
用于描述ROP病变的部位和范围。［经ICCROP国际委员会许可转载。版权归美国医学会（2005）所有］

5.2.3 分期

见表5.1。

依视网膜有血管和无血管交界区的血管病理变化程度，ROP分为5期（图5.5至图5.11）。由于ROP不同分期的病理变化程度可能存在于同一眼球中，ROP眼分期以该眼内最严重病理变化为该眼分期标准。

表5.1 ROP分期

分期	眼底特征
1期：分界线	病变轻微，在周边部有血管区与无血管区交界处出现大致与锯齿缘平行的灰白色分界线
2期："嵴"	分界线突起到视网膜表面呈嵴样，"嵴"后缘视网膜表面小丛状新生血管组织
3期：视网膜外纤维血管增生	新生血管形成，从"嵴"延伸到玻璃体内
4期：视网膜部分脱离	黄斑区视网膜在位（4A期）和黄斑区视网膜脱离（4B期）
5期：视网膜全脱离	通常是牵引性的，偶有可能是渗出性的。多呈漏斗形（宽大或狭窄/前部或后部）

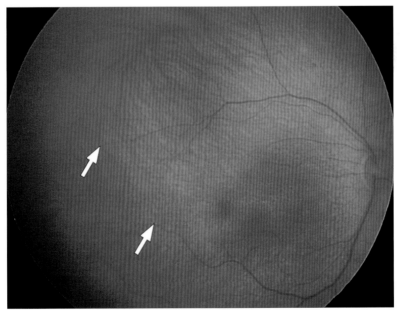

图5.5 右眼：眼底彩照

视网膜发育不完全（0期）。［经ICCROP国际委员会许可转载。版权归美国医学会（2005）所有］

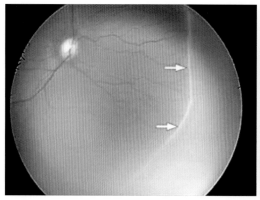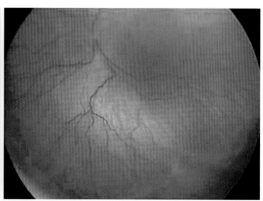

图5.6　眼底彩照

1期ROP"分界线"。[经ICCROP国际委员会许可转载。

版权归美国医学会（2005）所有]

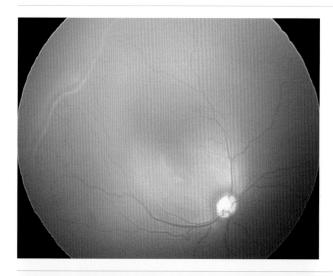

图5.7　右眼：眼底彩照

血管区和无血管区交界处2期ROP。

[经ICCROP国际委员会许可转载。

版权归美国医学会（2005）所有]

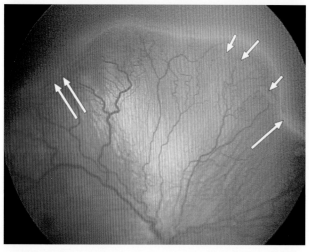

图5.8　眼底彩照

血管区和无血管区交界处ROP 2期

"嵴"的特征（长箭头所示）。

[经ICCROP国际委员会许可转载。

版权归美国医学会（2005）所有]

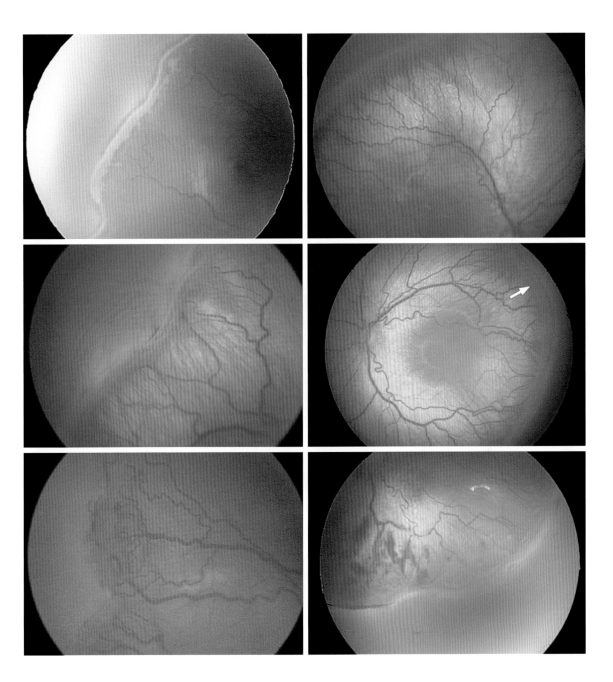

图5.9　双眼：眼底彩照

ROP 3期轻度至重度。［经ICCROP国际委员会许

可转载。版权归美国医学会（2005）所有］

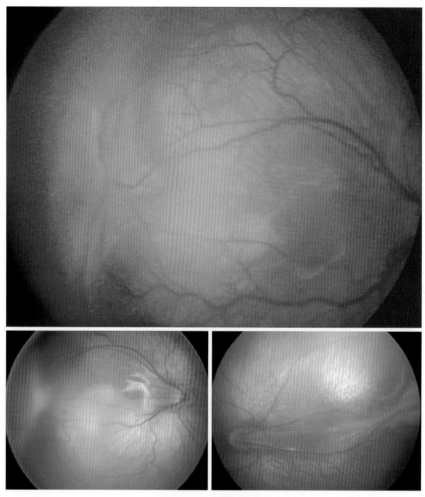

图5.10　眼底彩照

4A和4B期 ROP图例。［经ICCROP国际委员会许可转载。版权归美国医学会（2005）所有］

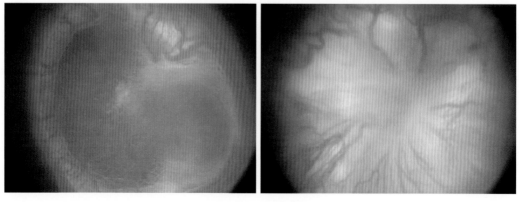

图5.11　眼底彩照

5期 ROP。［经ICCROP国际委员会许可转载。版权归美国医学会（2005）所有］

5.2.4 附加病变

定义：眼底后极部视网膜静脉扩张和动脉迂曲累计至少2个象限（图5.12，图5.13）。在ROP分期后添加一个"+"以表示附加病变（例如"3期+"）。

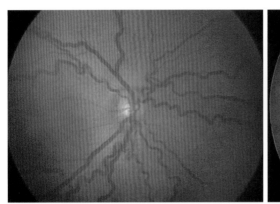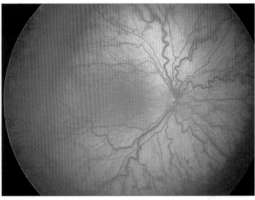

图5.12 眼底彩照

附加病变。［经ICCROP国际委员会许可转载。版权归美国医学会（2005）所有］

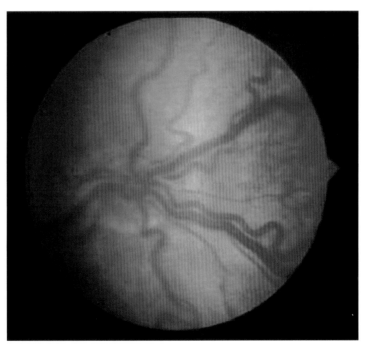

图5.13 眼底彩照

后极部静脉扩张和动脉迂曲特征的附加病变标准眼底图。

［经ICCROP国际委员会许可转载。版权归美国医学会（2005）所有］

5.2.5　前附加病变

定义：尚不足以诊断为附加病变的眼底后极部血管异常，视网膜动脉迂曲和静脉扩张程度均高于正常（图5.14）。

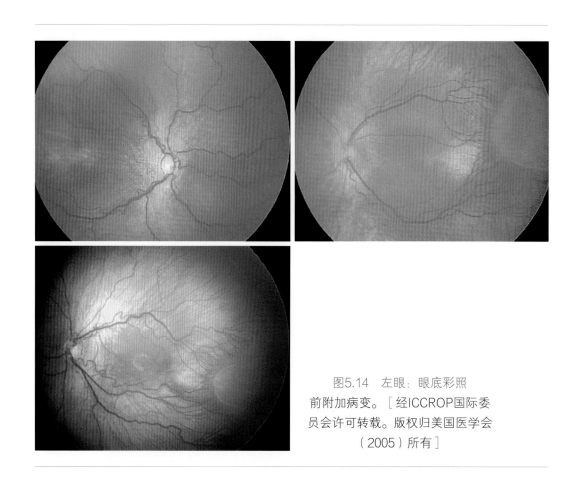

图5.14　左眼：眼底彩照前附加病变。［经ICCROP国际委员会许可转载。版权归美国医学会（2005）所有］

5.2.6　急进性后极部早产儿视网膜病变

急进性后极部早产儿视网膜病变（AP-ROP）是一种进展迅速且严重的ROP类型（图5.15），其病变位于后极部，附加病变明显及视网膜病变分期不明确。

AP-ROP最常见于Ⅰ区，也可以发生在后Ⅱ区。在AP-ROP早期，视网膜后极部血管即表现出与周边部视网膜病变不成比例的扩张及迂曲。在视网膜有血管和无血管交界处可能有视网膜出血。此外，AP-ROP不循常规按1期到3期的经典病程演化。

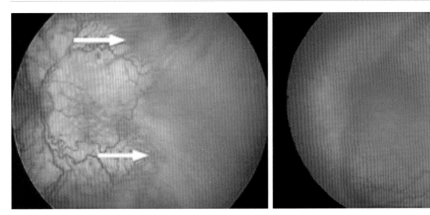

图5.15　眼底彩照

AP-ROP。［经ICCROP国际委员会许可转载。版权归美国医学会（2005）所有］

5.3　筛查指南

至今国际上有多个ROP筛查指南或建议，其中使用最广泛的是《美国ROP筛查指南》。《美国ROP筛查指南》由美国儿科学会眼科分会、美国眼科学会、美国儿童眼科和斜视协会以及美国注册整形与矫形医师协会联合颁布，最新版本的筛查指南于2013年更新。

《英国ROP筛查指南》由英国皇家儿科和儿童健康学院联合皇家眼科学院、英国围产期医学协会和早产儿慈善机构BLISS共同成立的多学科指南制定小组（multidisciplinary guideline development group，GDG）于2008年颁布。

2015年，《新西兰ROP筛查指南》由新西兰小儿眼科兴趣小组、新生儿网络、新西兰儿科学会胎儿与新生儿特殊兴趣小组联合颁布。

5.3.1　哪些新生儿需要筛查

三个国家筛查指南的筛查标准见表5.2。三个国家指南早产儿筛查的胎龄（gestational age，GA）和出生体质量（birth weight，BW）的标准略有不同，其中新西兰的指南详细描述了"不稳定的病程"内容（表5.2）。

表5.2　ROP筛查标准

筛查指南	筛查标准
美国（2013年）	出生体质量≤1500g或出生胎龄≤30周的新生儿（由新生儿科医生确认）。 新生儿出生体质量在1500～2000g或出生胎龄>30周且临床过程不稳定，包括需要肺辅助支持、营养支持，以及儿科医生或新生儿科医生认为有发生ROP高风险的新生儿
英国（2008年）	出生胎龄<32周（即最长31周$^{+6}$）或出生体质量<1501g的新生儿
新西兰（2015年）	出生胎龄<30周或出生体质量<1250g的新生儿。 出生体质量≥1250g和出生胎龄>30周且临床过程不稳定，以及新生儿科医生认为高发生ROP高风险的新生儿
新西兰（2015年）	有以下症状，但不限于此的新生儿： 子宫内积水，妊娠期不确定； 3/4级脑室内出血或出血后脑积水； 严重败血症； 一氧化氮治疗肺动脉高压； 长时间高浓度吸氧的新生儿

5.3.2. 如何筛查

应用双目间接检眼镜配合开睑器和巩膜顶压进行ROP筛查（图5.16）。为避免交叉感染，应为每一个婴儿独自配备一套无菌器械。为减少检查带来的不适，可使用局部麻醉剂如丙美卡因，也可考虑使用安慰奶嘴、口服蔗糖等。

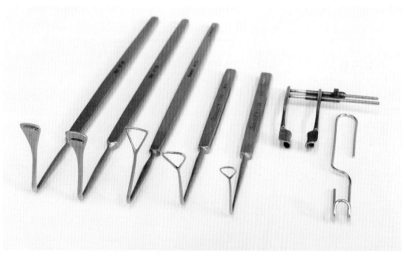

图5.16　ROP筛查器械
开睑器、不同规格的顶压器，用于辅助眼球转动和巩膜顶压。
（图片提供：日本东京Morizane和Igarashi，INAMI）

5.3.3　初筛时机

在三个国家的筛查指南中，初次筛查的时间基本相同（表5.3）。对于极低出生胎龄早产儿（即出生胎龄＜25周），如果条件允许，初次筛查可以在矫正胎龄31周前进行。虽然美国筛查指南建议在矫正胎龄31周进行初次筛查（表5.3），该指南也强调，对于在胎龄25周前出生的早产儿应根据全身合并症的严重程度考虑提前进行初次筛查（即或在矫正胎龄31周前的AP-ROP病例，也可能进行早诊断、早治疗，这更多见于极高危早产儿）。

表5.3　美国、英国和新西兰ROP初次筛查的时间

胎龄/周	美国（2013年）		英国（2008年）	新西兰（2015）
	矫正胎龄/周	出生后时间/周	矫正胎龄/周	
22		9		矫正胎龄30～31周
23		8	30～31	
24	31	7		
25		6		
26		5		
27		4	31～32	出生后4周
28	32	4	32～33	
29	33	4	33～34	
30	34	4	34～35	
31			35～36	

5.3.4　初次筛查后随访时间表

美国筛查指南推荐的随访计划见表5.4。该国在2013年修订的筛查指南中，建议增加Ⅰ区或后Ⅱ区ROP眼的筛查频次。

英国筛查方案中，以下情况应最少每周筛查1次：①视网膜血管终止于Ⅰ区或后Ⅱ区；或②有附加病变或前附加病变；或③在眼底任何区域存在3期病变。其他情况下，应每2周筛查1次，直至达到终止筛查标准时为止。英国筛查方案还建议所有出生胎龄<32周或出生体质量<1501g的新生儿在出院前应进行第1次ROP筛查。

在新西兰的筛查指南随访中，当出现AP-ROP早期临床表现时，随访间隔时间<1周。当存在Ⅰ区任何分期ROP、Ⅰ区退行性ROP、Ⅰ区视网膜未完全血管化、Ⅱ区3期ROP、任何区的前附加病变或观察到视网膜模糊时，随访间隔时间为每周1次。当存在

ROPⅡ区1期或2期，Ⅱ区退行性ROP，ROP Ⅲ区1期或2期或Ⅲ区退行性ROP时，随访间隔时间为2周1次。

与其他两国指南相比，美国指南强调位于后极部ROP病变检查的频率（例如：视网膜血管化到达后Ⅱ区、靠近Ⅰ区边界的病例，眼底检查间隔时间不超过1周）。新西兰指南强调对可能为AP-ROP的病例缩短随访时间间隔。

英国指南还指出，"应承认存在临床单位或机构妨碍正常随访计划的情况，应在新生儿医疗记录中记录需随访检查的理由并在原定检查日期的1周内重新安排检查"。

表5.4　根据美国指南制定的随访表（2013年）

	Ⅰ区	后Ⅱ区	Ⅱ区	Ⅲ区
无ROP	1周或1周以内	1~2周a	2周	
1期	1周或1周以内		2周	2~3周
2期	1周或1周以内		1~2周	2~3周
3期		1周或1周以内		
退行期ROP	1~2周		2周	2~3周
AP-ROP	1周或1周以内			

a：针对延伸至后Ⅱ区、靠近Ⅰ区边界的未成熟视网膜，检查时间间隔在1周内。

5.3.5　何时终止急性期ROP筛查

急性期ROP筛查的终止应基于矫正胎龄和眼底情况（表5.5）。应当注意根据美国指南的建议，所有使用贝伐单抗单次治疗的ROP病例都应达到"紧邻锯齿缘360°视网膜完全血管化"这一标准。

表5.5　终止ROP筛查的标准

指南	终止标准
美国（2013年）	·Ⅲ区视网膜血管化，既往无Ⅰ区或Ⅱ区ROP。 ·在锯齿缘后周边360°可见近乎完全视网膜血管化，即在发育成熟视网膜，视网膜血管末梢与锯齿缘之间为正常间距
	·矫正胎龄50周，无阈值前病变或较重ROP
	·退行性ROP

（续表）

指南	终止标准
英国（2008年）	·在没有ROP的新生儿中，当视网膜血管化达到Ⅲ区时，发生危及视力ROP的风险很小。当上述情况出现时，通常为矫正胎龄36周后，可停止眼底检查。 ·有ROP的新生儿，当至少连续2次检查中看到下列任何一种病变退化特征时，可停止对进行性活动性病变筛查。 （1）病情未加重。 （2）部分病变消退转为完全消退。 （3）"嵴"的颜色从橙红色变为白色。 （4）视网膜血管跨越分界线。 （5）瘢痕组织开始替换原有活动性ROP病变
新西兰（2015年）	视网膜血管化到达Ⅲ区，既往无ROP。 自发性或治疗后ROP消退，表现为从活动性的粉红色"嵴"变为干性白色"嵴"/线，激光斑瘢痕形成，以及视网膜血管越过病变分界线
	矫正胎龄45周且无1型ROP

要点

1. 规范筛查是成功治疗的关键。
2. 不规范的筛查导致治疗效果不佳。
3. 3期病变之前做到每周检查1次。
4. 发现3期病变后每周检查2次。
5. 当确诊需要治疗时，治疗须在72h内完成。

参考文献

[1] SILVERMAN W A. Retrolental Fibroplasia: A Modern Parable [M]. New York: Grune & Stratton, 1980.

[2] PIERCE E A, AVERY R L, FOLEY E D, et al. Vascular endothelial growth factor/vascular permeability factor expression in a mouse model of retinal neovascularization [J]. Proc NatlAcad Sci U S A, 1995, 92(3):905-909.

[3] ALON T, HEMO I, ITIN A, et al. Vascular endothelial growth factor acts as asurvival factor for newly formed retinal vessels and has implications for retinopathy of prematurity [J]. Nat Med, 1995, 1

（10）:1024-1028.

［4］ An International Classification of Retinopathy of Prematurity. The committee for the classification of retinopathy of prematurity［J］. Arch Ophthalmol, 1984, 102:1130-1134.

［5］ An International Classification of Retinopathy of Prematurity. II. The classification of retinal detachment. The International Committee for the Classification of the late stages of retinopathy of prematurity［J］. Arch Ophthalmol, 1987, 105:906-912.

［6］ International Committee for the Classification of Retinopathy of Prematurity. The international classification of retinopathy of prematurity revisited［J］. Arch Ophthalmol, 2005, 123:991-999.

［7］ FIERSON W M. American Academy of Pediatrics section on ophthalmology; American Academy of ophthalmology, Screening examination of premature infants for retinopathy of prematurity［J］. Pediatrics, 2013, 131:189-195.

［8］ WILKINSON A R, HAINES L, HEAD K, et al. UK retinopathy of prematurity guideline［J］. Early Hum Dev, 2008, 84:71-74.

［9］ DAI S, AUSTIN N, DARLOW B, et al.Retinopathy of prematurity: New Zealand recommendations for case detection and treatment［J］. J Paediatr Child Health, 2015, 51:955-959.

Part2
Examination

第二部分

检 查

6　眼底检查

6.1　小瞳孔

新生儿在检查或手术治疗前的一个共同特点是瞳孔很小，因此需滴用散瞳滴眼液。目前为止从未有过经不充分散瞳进行视网膜激光光凝治疗的情况。建议采用以下方法进行散瞳。

检查或治疗前1h，每15min滴一次0.5%环喷托酯和0.5%去氧肾上腺素混合滴眼液，在到达手术室时，新生儿已经滴过4次滴眼液。

如果瞳孔仍然小，那么可以每分钟滴一次其他散瞳滴眼液，如0.5%托吡卡胺、10%去氧肾上腺素、0.5%阿托品和1%环喷托酯。

- 第1min滴0.5%托吡卡胺；
- 第2min滴10%去氧肾上腺素；
- 第3min滴0.5%阿托品；
- 第4min滴1%环喷托酯；

再重复时如上依次类推。20min内瞳孔将最大限度散大。

6.2　双目间接检眼镜

新生儿ROP眼底检查主要通过双目间接检眼镜进行（图6.1）。在学习视网膜激光光凝之前，熟练掌握双目间接检眼镜的用法至关重要。使用双目间接检眼镜进行视网膜激光光凝的装置称为激光间接检眼镜（laser indirect ophthalmoscope，LIO）。

首先从学习如何用双目间接检眼镜检查成人眼底开始，当能轻松地检查成人眼底时，就可以开始用双目间接检眼镜在每周进行ROP筛查中检查新生儿眼底。新生儿眼底检查较成人困难得多（图6.2），这项操作培训的时间大约需要12个月。

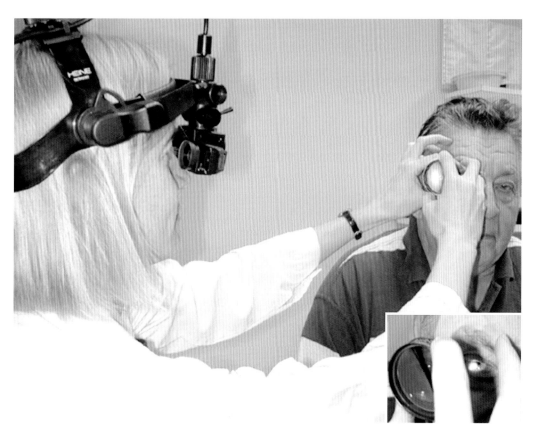

图6.1　成人双目间接检眼镜检查

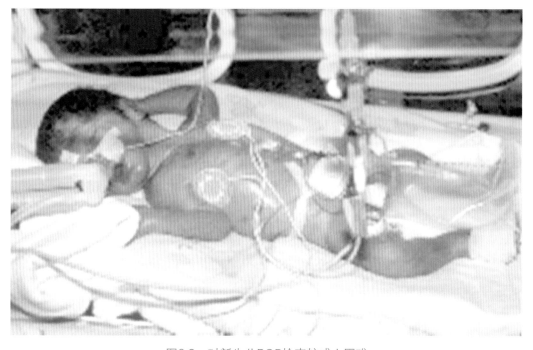

图6.2　对新生儿ROP检查较成人困难

在间接检眼镜检查中，非球面镜放置在靠近患者眼部的位置（图6.1）。如增加非球面镜倍数（25D或30D），图像会缩小但观察视野范围会扩大（图6.3）；当选择较低倍数非球面镜（15D或20D）时，图像会被放大但相应的观察视野范围会减少。最适合新生儿ROP检查用的是20D非球面镜，尤其是25D非球面镜（图6.4）。当检查新生儿视网膜时，检查者所看到的中央部视网膜被称为Ⅰ区（图6.5）。然而，ROP的主要病理变化多发生于赤道部（Ⅱ区）。

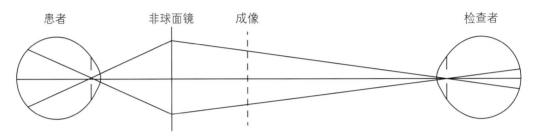

图6.3　间接检眼镜检查时焦点线及眼底成像示意图

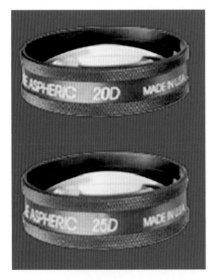

图6.4　ROP检查中最常用的
20D和25D非球面镜

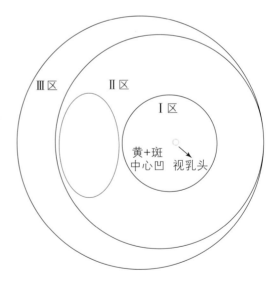

图6.5　新生儿视网膜分区示意图

新生儿眼球所见中央区域即Ⅰ区。但ROP病变常发生在周边部视网膜，主要发生在Ⅱ区颞侧（红圈）。

（经许可转载自Arch Ophthalmol，2005，123：991-999）

7　广角眼底成像

眼底图像有助于观察视网膜情况并监测包括早产儿视网膜病变在内的儿童视网膜疾病的进展。因婴幼儿眼球小、不合作、检查取仰卧位等，完成视网膜成像并不容易。现在许多国家已有多款眼底成像系统可用，表7.1列举了几种市售的广角视网膜成像系统。新的视网膜成像系统仍在相继面世，本书读者可以通过与供应商联系来获取有关视网膜成像系统的最新信息（并非所有产品在每个国家都有出售）。

表7.1　市面上销售的用于包括早产儿在内的低龄儿童的视网膜成像系统

产品	RetCam	PanoCam™	3nethra neo	Pictor plus	ICON
供应商	Natus Medical, Inc.	Visunex Medical Systems, Inc.	Forus Health	Volk Optical, Inc.	Phoenix
视野	130°	130°	120°	40°	100°
手持	+	+	+	+	+
接触或非接触	接触式	接触式	接触式	非接触式	接触式
荧光血管造影	+（RetCam 3）	+（PanoCam Pro）	－	+	+
便携性	适中（RetCam shuttle）	好（PanoCam LT）	好	好	－
镜头	可更换镜头（30°~130°）	130°和80°			100°和30°

7.1　RetCam3

RetCam是第一款商业化的数码广角视网膜成像系统，也是目前全球范围内最广泛用于婴幼儿检查的视网膜成像系统（图7.1）。长期以来，RetCam视网膜成像系统用于临床实践（在NICU）以及远程诊疗和图像分析ROP的众多研究中。RetCam是一种手持接触式视网膜成像系统，配有可更换镜头（30°~130°）（图7.2），视网膜成像可以在实时视频或静止图像模式下进行。一些ROP专家在复看视频时，更喜欢用实时视频模式下配合抓拍静止图像模式。RetCam还配备图像回放软件，可以在不同的检查时段之间回看图像并作对比。RetCam Shuttle是不具备荧光素血管造影功能的紧凑版机型，比RetCam3便宜，具备更好的携带性能。

为了获得清晰的眼底图像，需在表面麻醉后将偶联凝胶涂抹在角膜表面，并将镜面放置在角膜面上。检查者可以在看电脑屏幕的同时移动镜头，用脚踏来调节亮度和焦距，拍摄所需部位的视网膜图像。图7.3和图7.4为使用RetCam3拍摄的早产儿彩色眼底图像。

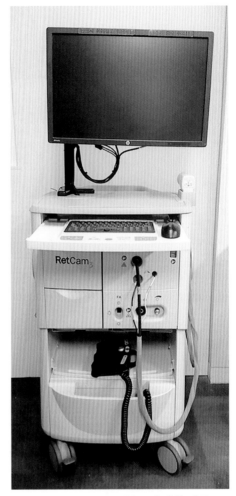

图7.1 RetCam3视网膜成像系统

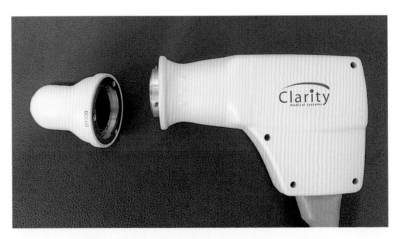

图7.2 RetCam3照相镜头手柄，镜头可以更换

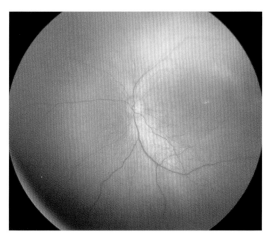 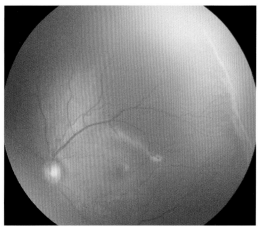

图7.3 左眼：RetCam3视网膜成像系统
拍摄的眼底彩照
该图像以视乳头为中心，用于评估ROP的
附加病变。

图7.4 左眼：RetCam3视网膜成像系统拍摄
的眼底彩照
颞侧中周部视网膜纤维性血管增殖膜。

7.2 PanoCam™

最近，几款新的广角视网膜成像系统在多国上市，PanoCam™便是其中之一。PanoCam™类似于RetCam（具有相同视野范围等），但PanoCam™有几个独特的功能。PanoCam™最特殊之处在于其手柄，手柄是无线的，且有一个显示屏，检查者可以轻松直视实时眼底图像。配备HiMag™80°镜头后可提供更高的图像放大率。

7.3 3nethra neo

3nethra neo是一款便携式紧凑型广角数码视网膜成像系统，配备120°视野镜头（图7.5），可以获得静止图像和视频图像。图7.6和图7.7为使用3nethra neo拍摄的彩色眼底图像。

7.4 Pictor

Pictor是一款便携式非接触式数码视网膜成像仪（图7.8）。虽然观察视野不大（40°），但Pictor操作简单且便携，非常适合在门诊和NICU中使用（图7.9）。

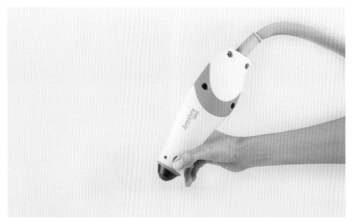

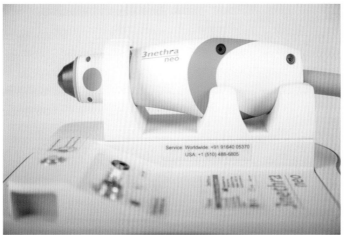

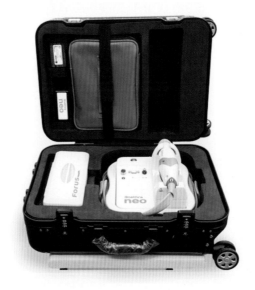

图7.5　3nethra neo视网膜成像系统（Forus Health供图）

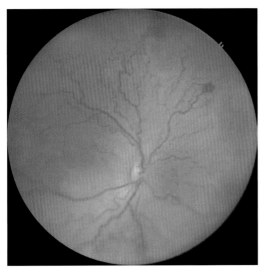

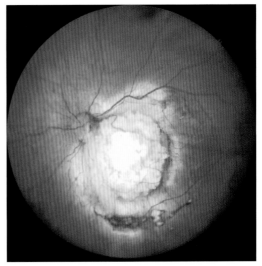

图7.6 右眼：眼底彩照
ROP附加病变。（Forus Health供图）

图7.7 左眼：眼底彩照
视网膜母细胞瘤。（Forus Health供图）

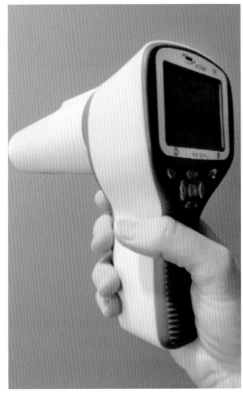

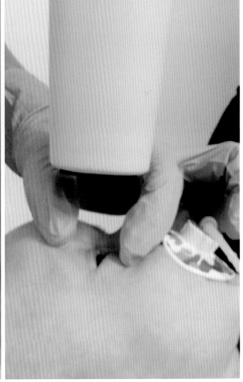

图7.8 Pictor视网膜成像仪
［转载自Prakalapakorn等，版权所有（2014），经Elsevier许可］

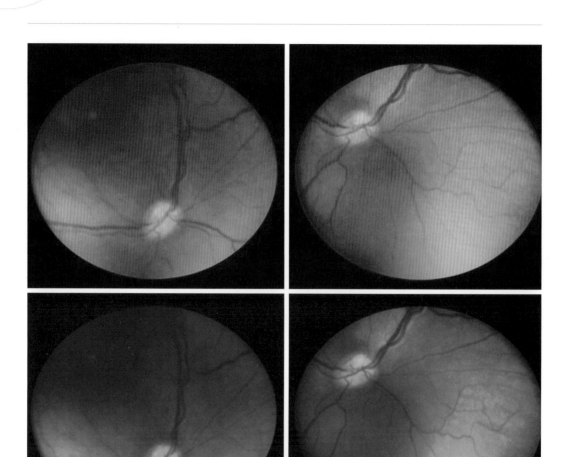

图7.9 使用Pictor视网膜成像仪拍摄的眼底图像

［转载自Prakalapakorn等，版权所有（2014），经Elsevier许可］

7.5 ICON

ICON是一款新型的广角（100°视野）数码视网膜成像系统，具有荧光素血管造影功能（图7.10，图7.11）。依用户要求，ICON是为高分辨率和高对比度成像而设计的，Phoenix Direct Illumination™技术更适用于深色素视网膜，同时视野边缘的散射也被减轻。

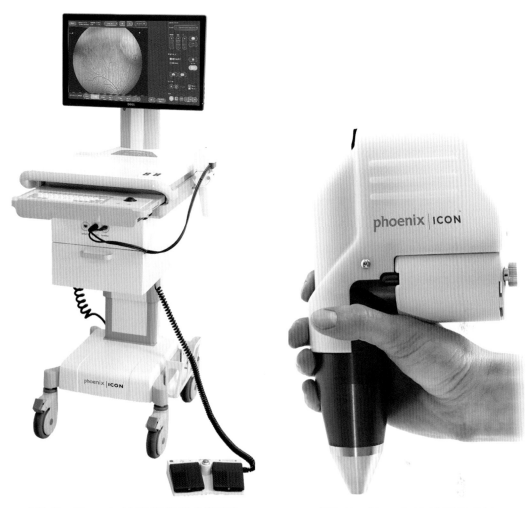

图7.10　Phoenix ICON视网膜成像系统
（Phoenix供图）

图7.11　Phoenix ICON照相手柄
（Phoenix供图）

参考文献

［1］ PRAKALAPAKORN S G, WALLACE D K, FREEDMAN S F. Retinal imaging in premature infants using the Pictor noncontact digital camera［J］. J AAPOS, 2014, 18: 321-326.

8 新生儿荧光素血管造影

RetCam3（Clarity Medical System Inc，USA）、Panocam（Visunex Medical Systems, USA）和Optos California（Optos, Scotland）3种机器均可对新生儿进行荧光素血管造影检查。RetCam配备后极部30°视野镜头，周边部眼底图像总视野达130°。Optos中央视野为200°。

最常用于新生儿荧光素血管造影的设备是RetCam视网膜成像系统，也可以用Optos视网膜成像系统。使用Optos视网膜成像系统检查时，新生儿需要保持镇静状态并安睡在机器后方床上。

8.1 RetCam荧光素血管造影技术

在全麻下进行该检查。荧光素剂量为每千克体重0.08~0.1mL。注射荧光素需要静脉注射管。检查者先拍摄眼底彩色图像，然后进行荧光素血管造影。在开始造影拍照

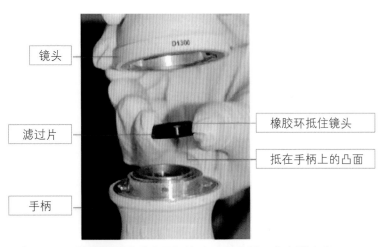

图8.1 在RetCam视网膜成像系统照相镜头手柄中插入黄色滤光片
（供图：Clarity Medical System Inc.）

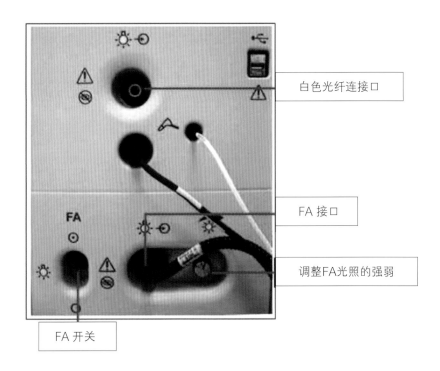

图8.2 从白色光纤连接口处卸下光纤连接线，将其插入FA连接口；
然后启动FA开关，调整FA光照强度；推荐将其调整在最大强度
（供图：Clarity Medical System Inc.）

前还需要做以下准备：①在照相镜头手柄中放一个黄色滤光片（图8.1）；②将光纤插入FA连接口；③启动FA开关（图8.2）。

确定左右两眼哪一只先做荧光素眼底血管造影。打开屏幕上的"FA ON"图标，随后麻醉师在静脉注射荧光素的同时开始计时。大约10s后，荧光素已经到达眼部，此时可以开始拍照。

8.2 RetCam荧光素血管造影图例

下面展示不同儿童视网膜疾病的RetCam荧光素血管造影图像。

8.2.1 Ⅰ区3期ROP

出生胎龄23周新生儿，矫正胎龄32周时，RetCam荧光素眼底血管造影检查明确为Ⅰ区3期ROP且病情发展迅速（图8.3）。

8.2.2　ROP激光光凝治疗不足

ROP Ⅱ区3期+是视网膜激光光凝治疗的适应证。双眼完成视网膜激光光凝治疗，激光斑覆盖视网膜病变"嵴"到锯齿缘全部视网膜无血管区。视网膜激光光凝治疗不足，病变可能会进展。本病例治疗不足和治疗过度共存（图8.4，图8.5）：治疗不足表现为荧光素眼底血管造影下，清晰可见部分视网膜无血管区无激光光凝斑；治疗过度为激光斑延伸到了"嵴"后缘区。

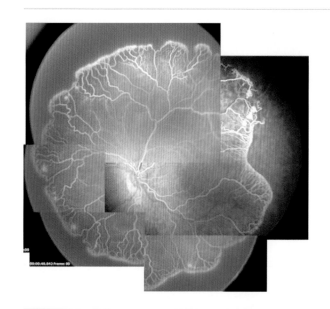

图8.3　出生胎龄32周新生儿360°
荧光素眼底血管造影图像
可见视网膜血管扩张、轻迂曲，
"嵴"上视网膜增殖及血管异常，
属ROP Ⅰ区3期。

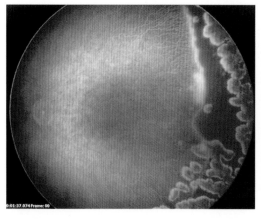

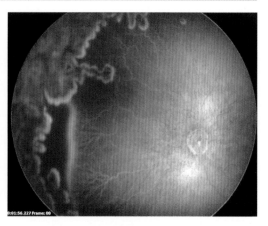

图8.4　左眼：荧光素眼底血管造影图像
视网膜激光术后，2—4点钟位"嵴"处可见激光光凝"遗漏区"，视网膜增殖处见强荧光渗漏。4—5点钟位可见治疗过度区。

图8.5　荧光素眼底血管造影图像
视网膜激光光凝治疗不足，"嵴"附近见激光光凝"遗漏区"，10—12点钟位治疗过度。

8.2.3 4期ROP

4期ROP表现为视网膜脱离。在4A期，视网膜脱离未累及黄斑区，而在4B期视网膜脱离累及黄斑区。该例4A期视网膜脱离，可见颞侧视网膜浅脱离，沿"嵴"的范围可见广泛视网膜增殖（图8.6至图8.9）。

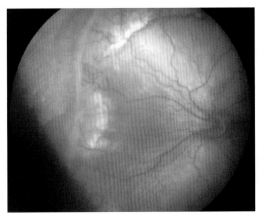

图8.6　眼底彩照

Ⅰ区ROP视网膜激光光凝治疗后，病情进展至4A期。

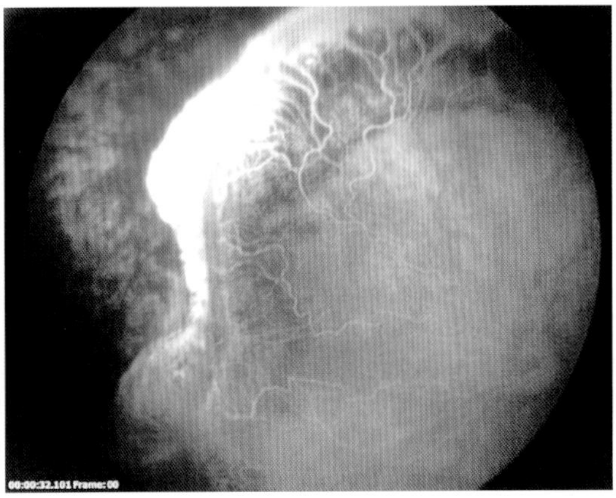

图8.7　荧光素眼底血管造影图像

增殖病变强荧光渗漏。

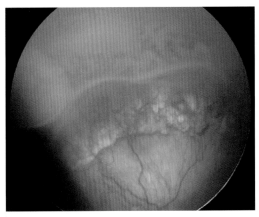

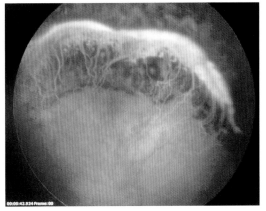

图8.8　眼底彩照

可见"嵴"前缘视网膜增殖（与图8.7同眼）。

图8.9　荧光素眼底血管造影图像

视网膜激光光凝治疗效果良好，未见"遗漏区"。

8.2.4 4B期ROP

4B期ROP表现为视网膜脱离累及黄斑区。该例为颞侧视网膜脱离，并形成了延伸至晶状体后的视网膜皱襞（图8.10，图8.11）。

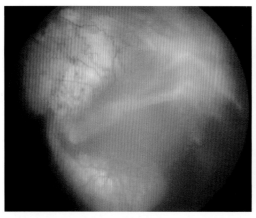

图8.10　眼底彩照

4B期ROP视网膜脱离眼底彩照。后极部大片视网膜下出血，视网膜皱襞从视乳头延伸至周边部。

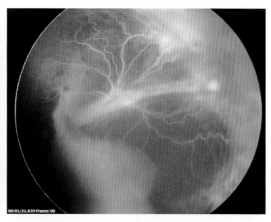

图8.11　荧光素眼底血管造影图像

视网膜皱襞内和周边脱离视网膜可见强荧光。从病变"嵴"到晶状体后纤维血管膜牵拉视网膜发生脱离（图右上角所示）。

8.2.5　IP

色素失禁症是一种罕见的伴有眼部病变的先天性皮肤病。视网膜无血管（缺血）可能会导致视网膜脱离。（图8.12至图8.16）病例眼底彩照没有血管病变的迹象，但荧光素血管造影显示周边部视网膜无灌注和荧光素渗漏。

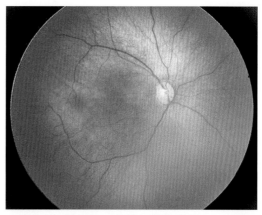

图8.12　右眼：眼底彩照

未见病理改变。

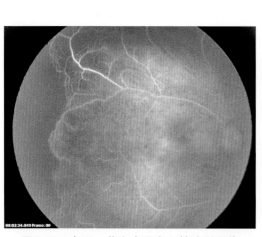

图8.13　右眼：荧光素眼底血管造影图像

仅能通过FA发现的视网膜病变。

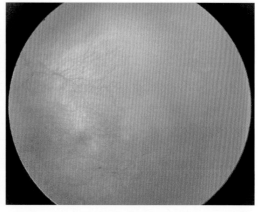

图8.14　左眼：眼底彩照

视网膜"正常"。

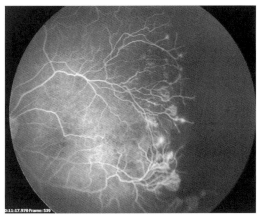

图8.15　左眼：荧光素眼底血管造影图像
视网膜血管异常和渗漏。

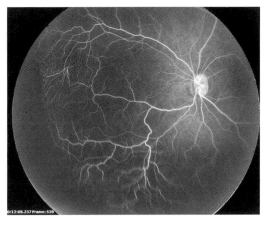

图8.16　左眼：荧光素眼底血管造影图像
鼻侧视网膜无灌注区及血管渗漏。

8.2.6　小头畸形

小头畸形是一种罕见病，可能由于母亲孕期感染（寨卡病毒）、滥用冰毒或嗜酒所致。荧光素血管造影显示视网膜发育严重不成熟，周边部视网膜显示无血管区（缺血）（图8.17）。

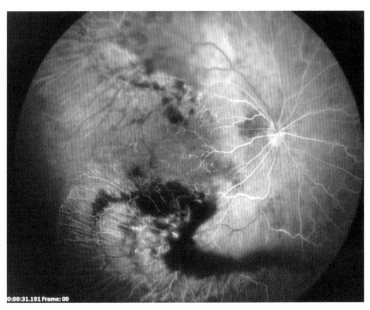

图8.17　右眼：荧光素眼底血管造影图像
视网膜血管发育严重不良。

8.2.7　FEVR或ROP

　　如果在早产儿眼底看到黄斑牵拉或视网膜皱襞，可能诊断为FEVR或ROP（图8.18，图8.19）。当黄斑颞侧牵拉，而鼻侧视网膜正常时诊断为FEVR。如果无法确定，建议使用ROPER这一名称（FEVR and ROP）。

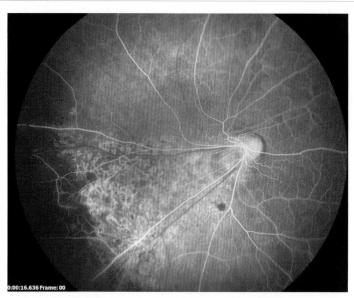

图8.18　左眼：荧光素眼底血管造影图像
黄斑区见斑点状弱荧光和强荧光；周边部视网膜无灌注（无血管）区。

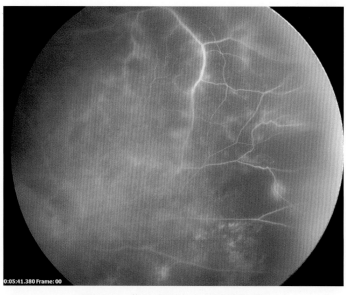

图8.19　荧光素眼底血管造影图像
周边部荧光素渗漏，血管变直。

8.3 广角荧光素血管造影图例

Optos California可以拍摄超广角视网膜图像。该超广角视网膜成像系统利用激光扫描技术一次可获得超过80%或200°范围的视网膜图像，有很好的拍摄自发荧光图像功能。荧光素血管造影可以一次显示视网膜周边部。可用于年龄较大儿童，无需镇静。

8.3.1 FEVR

FEVR是一种常见先天性儿童视网膜疾病，其特点是周边部视网膜无血管区，可导致难以发现的视网膜脱离。本例荧光素血管造影可以发现广泛视网膜无灌注区（图8.20

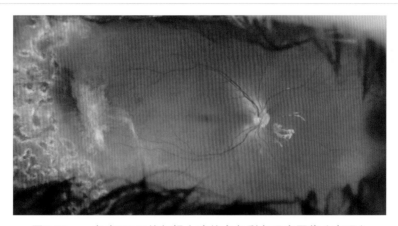

图8.20 一名患FEVR的年轻女孩的广角彩色眼底图像（右眼）

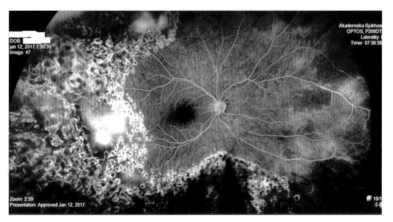

图8.21 右眼：Optos荧光素眼底血管造影图像
鼻侧、颞侧周边部视网膜的所有病变。病变位于视网膜周边部，
传统荧光素眼底血管造影检查可能会遗漏病变。

至图8.23）。使用如Optos具有广角荧光素血管造影功能的视网膜成像系统，有助于发现所有的视网膜无灌注区。详见"家族性渗出性玻璃体视网膜病变"章节。

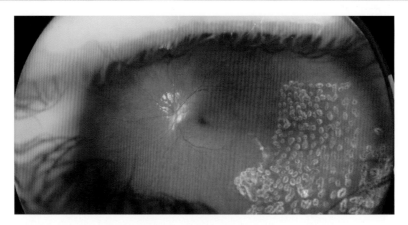

图8.22　左眼：眼底彩照
因浓厚玻璃体积血，行保留晶状体的玻璃体切割术。

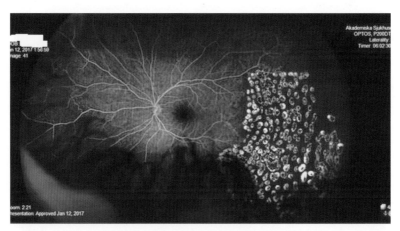

图8.23　荧光素眼底血管造影图像
可见眼底彩照无法观察到的颞侧周边部无灌注区（与图8.22同眼）。

8.3.2　Coats病

　　Coats病是一种特发性视网膜血管疾病，以视网膜血管扩张、渗出和渗出性视网膜脱离为临床特征（图8.24至图8.26）。详细内容见"Coats病诊断"章节。

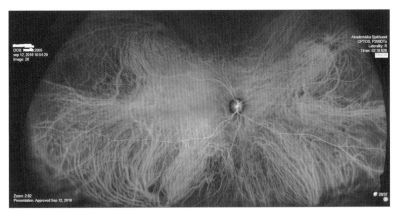

图8.24 一13岁男性Coats病患者ICGA图像

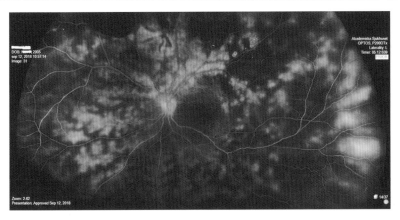

图8.25 荧光素眼底血管造影图像

可见视网膜血管渗漏（与图8.24同一患者）。

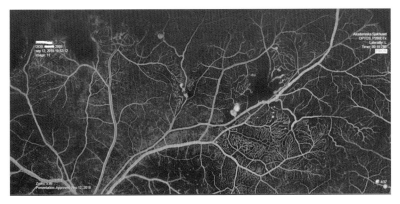

图8.26 荧光素眼底血管造影图像

可见视网膜毛细血管扩张（与图8.24同一患者）。

参考文献

[1] ARNOLD R W, GRENDAHL R L, KEVIN WINKLE R, et al. Outpatient, wide-field, digital imaging of infants with retinopathy of prematurity [J]. Ophthalmic Surg Lasers Imaging Retina, 2017, 48 (6):494-497.

[2] CHEN C J, HAN I C, TIAN J, et al. Extended follow-up of treated and untreated retinopathy in incontinentia pigmenti: analysis of peripheral vascular changes and incidence of retinal detachment [J]. JAMA Ophthalmol, 2015, 133 (5):542-548.

[3] JOHN V J, MCCLINTIC J I, HESS D J, et al. Retinopathy of prematurity versus familial exudative vitreoretinopathy: report on clinical and angiographic findings [J]. Ophthalmic Surg Lasers Imaging Retina, 2016, 47 (1): 9-14.

[4] MIRANDA H A 2nd, COSTA M C, FRAZÃO M A M, et al. Expanded spectrum of congenital ocular findings in microcephaly with presumed Zika infection [J]. Ophthalmology, 2016, 123 (8):1788-1794.

[5] PATEL C K, FUNG T H, MUQIT M M, et al. Non-contact ultrawidefield imaging of retinopathy of prematurity using the Optos dual wavelength scanning laser ophthalmoscope [J]. Eye (Lond), 2013, 27 (5):589-596.

[6] SWINNEY C C, HAN D P, KARTH P A. Incontinentia pigmenti: a comprehensive review and update [J]. Ophthalmic Surg Lasers Imaging Retina, 2015, 46 (6):650-657.

Part3
Assessment

9　新生儿ROP评估

在治疗ROP之前，熟练掌握ROP的检查方法非常重要。原因如下：

（1）熟练掌握双目间接检眼镜的使用，否则无法开展视网膜激光光凝治疗。

（2）深入理解和认识ROP是如何随时间的推移进展的，否则会因治疗得太早或太晚而贻失最佳治疗时间。

（3）培养对低龄患儿的感觉和感情。需谨慎小心地对待他们的眼睛。

（4）高质量筛查和高质量治疗相辅相成。再好的治疗也不能取代高质量的筛查，反之亦然。

ROP发病缓慢，但是一旦发生便进展迅速。开始时，每周需要检查1次，如果发生3期ROP病变，则需要每周检查2次。如果达到治疗时机，一定要及时治疗。因为病情进展迅速，第1次治疗决定了患儿眼睛的命运（图9.1）。如果第1次治疗失败，那么病情将迅速发展到4期和5期，以至于第2次治疗时往往为时已晚。

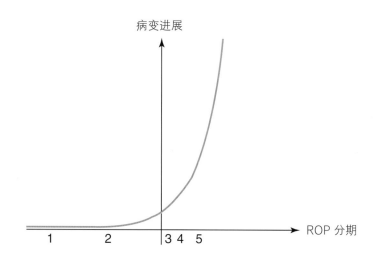

图9.1　ROP病变进展过程呈陡峭上升曲线

在确定治疗前你必须做出两项重要判断：①是否存在附加病变？②病变位于Ⅰ区还是Ⅱ区？

9.1 附加病变评估

对于治疗ROP的眼科医生来说，首位重要的是评判是否存在附加病变，即视网膜中央血管迂曲、扩张，可以仅通过检查视网膜后极部就能发现。然而，评判血管迂曲、扩张的程度，带有一定的主观性。图9.2至图9.7显示典型的附加病变表现。

如果不确定附加病变是否存在，应关注以下3点：

（1）如果4个象限的血管均迂曲、扩张，则存在附加病变（图9.5）。

（2）连续查看之前的图片，如果病变已发生进展，那么可能存在附加病变（图9.6，图9.7）。

（3）如果仍然不能确定，就安排密切随访（每周2次）。因为若存在附加病变，短期内（1~2周）病变会加重。

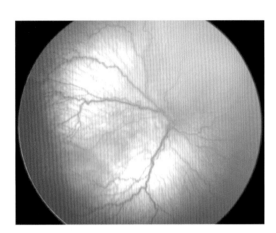

图9.2　眼底彩照
附加病变。视网膜中央血管迂曲、扩张
是附加病变的典型表现。

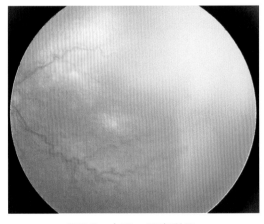

图9.3　左眼：眼底彩照
附加病变。可见血管迂曲和扩张，其为
附加病变的典型表现。

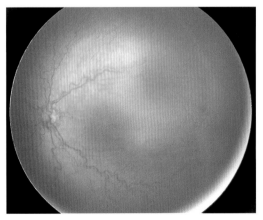

图9.4　左眼：眼底彩照
附加病变。可见迂曲、扩张的视网膜
中央血管。

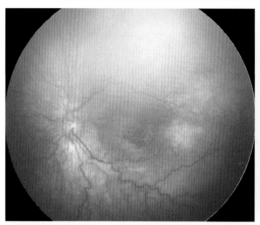

图9.5　左眼：眼底彩照
附加病变。可见4个象限的血管均迂曲、扩张。

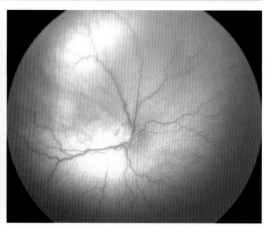

图9.6　眼底彩照
前附加病变。

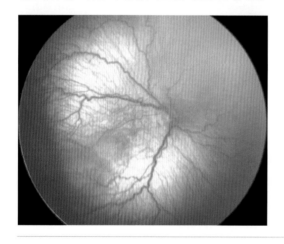

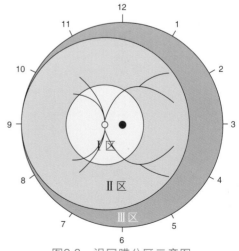

图9.7　眼底彩照
1周后，中央血管迂曲程度比图9.6所见
增加（与图9.6为同一只眼），可见筛
查期间病变在进展。在所有象限内见迂
曲的血管，这是典型的附加病变。

9.2　Ⅰ区或Ⅱ区的评估

　　为什么在手术治疗之前确定视网膜
病变在Ⅰ区或Ⅱ区至关重要？因为视网膜
病变位于Ⅰ区或Ⅱ区，所需的治疗方法
不同。位于Ⅰ区的病变，玻璃体腔注射抗
VEGF药物治疗优于视网膜激光光凝治疗，
因为Ⅰ区病变视网膜激光光凝治疗并发症
发生率很高。Ⅱ区部位的确认参见图9.8，
图上显示Ⅱ区的边界从视乳头鼻侧到黄斑
距离的2倍处。图9.9和图9.10描述了两个病

图9.8　视网膜分区示意图
Ⅱ区边界：从视乳头鼻侧到黄斑
中心凹距离的2倍处。

例。值得注意的是，仅有部分颞侧视网膜无血管区位于Ⅰ区，剩余部分无血管区位于Ⅱ区，这种情况仍定义为Ⅰ区病变。

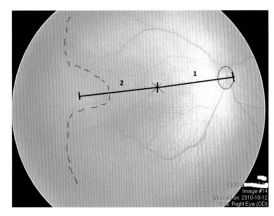

图9.9 右眼：眼底彩照

Ⅱ区边界：从视乳头鼻侧（小圆）到黄斑中心（X）距离的2倍处。该病例颞侧视网膜病变位于Ⅰ区内，下方、鼻侧、上方视网膜病变不在Ⅰ区。此眼仍定义为Ⅰ区视网膜病变，并使用玻璃体腔注射抗VEGF药物治疗。

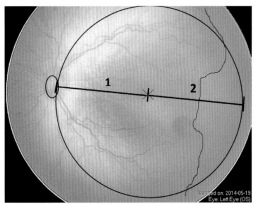

图9.10 左眼：眼底彩照

另一个ROPⅡ区图例。大圆表示Ⅰ区内视网膜组织。Ⅰ区为视乳头（小圆）到黄斑中心凹（X）距离的2倍为半径画圆的区域。

瑞典先前的一项对27孕周前出生的超早产儿研究，报告了这组新生儿ROP的高发生率（73%）和高治疗率（20%）。随着超早产儿存活率持续上升，新生儿ROPⅠ区的发生率增加。近年来，Ⅰ区ROP病例需用玻璃体腔注射抗VEGF药物治疗，而不用视网膜激光光凝治疗。

如果没有RetCam视网膜成像系统照相，则很难进行这种评判。比如：一新生儿出生胎龄为23周，现矫正胎龄为32周，如何判断其病变是位于Ⅰ区还是Ⅱ区（图9.11）？答案见图9.12（这是一个Ⅰ区病变）。其鼻侧周边部视网膜无血管区非常明显（图9.13）。该病例另一只眼出现了ROPⅠ区3期伴附加病变（图9.14）。

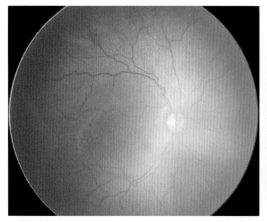

图9.11　右眼：眼底彩照

Ⅰ区还是Ⅱ区？

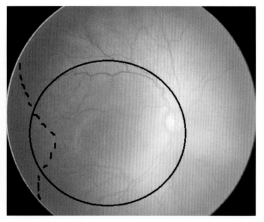

图9.12　右眼：眼底彩照

黑虚线圆为位于Ⅰ区的视网膜无血管区。建议玻璃体腔注射抗VEGF药物治疗（图9.11的答案）。

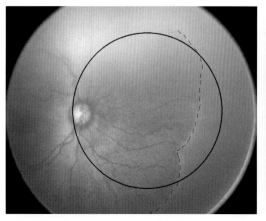

图9.13　右眼：眼底彩照

可见鼻侧周边视网膜无血管区。黑虚线圆表示鼻侧病变也位于Ⅰ区［与图9.11为同一眼（右眼）］。

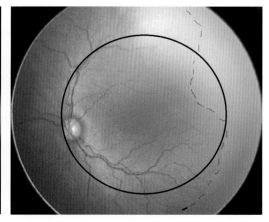

图9.14　左眼：眼底彩照

左眼Ⅰ区也存在ROP病变，建议行玻璃体腔注射抗VEGF药物治疗（与图9.11同一患者）。

关键点

1. 治疗前评估：①是否存在附加病变；②病变所在区。

2. 附加病变评判带有主观性。如果无法确定，则观察病变进展。与以前的检查对比，病情严重程度是否增加？

3. Ⅰ区或Ⅱ区评判用检眼镜检查确认很困难，但用眼底照相则很容易。Ⅱ区始于视乳头鼻侧到黄斑距离的2倍处。Ⅰ区病变的颞侧和鼻侧视网膜都有明确的视网膜无血管化区。

4. 如果没把握确定ROP病变Ⅰ区和Ⅱ区的边界，那么可行玻璃体腔注射抗VEGF药物治疗。

5. 确诊后，治疗必须在72h内完成。

参考文献

［1］AUSTENG D, KÄLLEN K B, EWALD U W, et al. Treatment for retinopathy of prematurity in infants born before 27 weeks of gestation in Sweden［J］. Br J Ophthalmol, 2010, 94（9）: 1136-1139.

［2］HOLMSTRÖM G, TORNQVIST K, AL-HAWASI A, et al. Increased frequency of retinopathy of prematurity over the last decade and significant regional differences［J］. Acta Ophthalmol, 2018, 96（2）: 142-148.

［3］MINTZ-HITTNER H A, KENNEDY K A, CHUANG A Z, et al. Efficacy of intravitreal bevacizumab for stage 3+ retinopathy of prematurity［J］. N Engl J Med, 2011, 364: 603-615.

10 视网膜激光光凝或玻璃体腔注射抗VEGF 药物：哪种治疗方式更好？

本章从以下方面比较了ROP视网膜激光光凝治疗与玻璃体腔注射抗VEGF药物治疗的优劣。

10.1 治疗成功率

Ⅰ区病变，玻璃体腔注射抗VEGF药物的成功率高于视网膜激光光凝治疗。Ⅱ区病变玻璃体腔注射抗VEGF药物和视网膜激光光凝治疗的成功率相同。

结论： 玻璃体腔注射抗VEGF药物治疗的成功率高。

10.2 手术难度

从技术上讲，视网膜激光光凝治疗手术操作难度大于玻璃体腔注射药物。

结论： 玻璃体腔注射抗VEGF药物治疗的难度低。

10.3 并发症

BEAT-ROP研究显示，视网膜激光光凝治疗并发症的发生率为37%，而玻璃体腔注射抗VEGF药物治疗并发症的发生率为3%。

结论： 玻璃体腔注射抗VEGF药物治疗的并发症少。

10.4 复发和随访

玻璃体腔注射抗VEGF药物治疗后复发率高于视网膜激光光凝治疗，而且需要更长时间随访。

结论：视网膜激光光凝治疗的复发率低。

10.5 对视野的影响

与视网膜激光光凝治疗相比，玻璃体腔注射抗VEGF药物治疗最大的优点是治疗后患眼视野较大。注药后视网膜继续发育成熟及血管化，故视野大（图10.1，图10.2）。

结论：玻璃体腔注射抗VEGF药物治疗对视野的影响小。

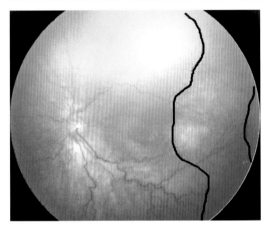

图10.1 左眼：眼底彩照
因有Ⅰ区病变，首先进行了玻璃体腔注射雷珠单抗治疗，然后在Ⅱ区进行视网膜激光光凝。
第1条黑线（从左起）显示玻璃体腔注射抗VEGF药物治疗前"嵴"的位置。
第2条黑线（从左起）显示视网膜激光光凝前"嵴"的位置。

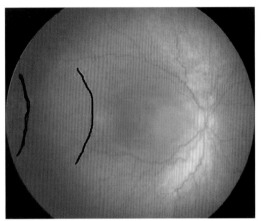

图10.2 右眼：眼底彩照
另一病例，Ⅰ区病变，先行玻璃体腔注射雷珠单抗治疗。2个月后对Ⅱ区病变施行视网膜激光光凝。
第1条黑线（从右起）显示玻璃体腔注射抗VEGF药物治疗前"嵴"的位置。
第2条黑线（从右起）显示视网膜激光光凝前"嵴"的位置。

10.6 屈光不正预后

玻璃体腔注射贝伐单抗治疗后，患儿高度近视发生率较低，而接受视网膜激光光凝治疗后，高度近视发生率较高。在Ⅰ区病变患儿，玻璃体腔注射贝伐单抗治疗后高度近视（＞8D）发生率为4%，而视网膜激光光凝治疗后高度近视（＞8D）发生率为51%。Ⅱ区病变患儿，玻璃体腔注射贝伐单抗治疗后高度近视（＞8D）的发生率为

2%，视网膜激光光凝治疗为36%。

结论： 玻璃体腔注射抗VEGF药物治疗的高度近视发生率低。

10.7　视网膜脱离

BEAT-ROP短期随访数据显示，两种治疗方法下视网膜脱离的发生率相同。Hu等人报告在抗VEGF药物的治疗组中，视网膜脱离的发生率较高。然而，目前还没有长期随访数据能够证实此结论。考虑到注药治疗后长期随访视网膜未完全血管化，推测与视网膜激光光凝组相比，玻璃体腔注射抗VEGF药物治疗组发生视网膜脱离的风险可能更高。

结论： 视网膜激光光凝治疗后视网膜脱离发生率低。

10.8　对眼球的长期影响

一例接受玻璃体腔注射贝伐单抗药物治疗后的患儿，4岁时眼底后极部、周边部视网膜仍有异常。后极部未见黄斑中心凹无血管区，周边部视网膜血管渗漏，无血管区和异常血管分支。目前尚未明确视网膜激光光凝对视网膜的长期影响。

结论： ROP视网膜激光光凝对眼球的长期影响小。

10.9　对全身的长期影响

一项ROP玻璃体腔注射贝伐单抗药物治疗对比视网膜激光光凝治疗后2年随访的研究显示，未见药物对神经发育的不良影响。目前尚未知视网膜激光光凝对人体的远期影响。

结论： ROP视网膜激光光凝治疗对身体远期的影响小（据推测）。

表10.1总结了玻璃体腔注射抗VEGF药物与视网膜激光光凝治疗结果的比较，玻璃体腔注射抗VEGF药物治疗显然更占优势。视网膜激光光凝治疗的主要优点是复发率低及随访时间短。其他方面，尤其是在治疗成功率和手术难度方面，玻璃体腔注射抗VEGF药物治疗优于视网膜激光光凝。

表10.1　视网膜激光光凝与玻璃体腔注射抗VEGF药物治疗结果的比较

	抗VEGF药物治疗	激光光凝术
治疗成功率	+	
手术难度	+	
复发/随访		+
并发症	+	
视野	+	
屈光不正预后	+	
视网膜脱离		+
眼部长期影响		+
全身性长期影响		+

注：因视网膜脱离的发生，以及长期随访对眼球和全身方面的影响尚不明确，目前从短期随访来看，玻璃体腔注射抗VEGF药物治疗后有优势。

要点

1. 玻璃体腔注射抗VEGF药物治疗属于非技术依赖性。
2. 视网膜激光光凝治疗属于技术依赖性。
3. 与视网膜激光光凝治疗相比，玻璃体腔注射抗VEGF药物治疗对视野影响更小，近视发生率更低。
4. 视网膜激光光凝治疗后随访时间较短。
5. 抗VEGF药物治疗后需长期随访。

参考文献

[1] FENG J, QIAN J, JIANG Y, et al. Efficacy of primary intravitreal ranibizumab for retinopathy of prematurity in China[J]. Ophthalmology, 2017, 124(3): 408-409.

[2] HARDER B C, SCHLICHTENBREDE F C, VON BALTZ S, et al. Intravitreal bevacizumab for retinopathy of prematurity: refractive error results[J]. Am J Ophthalmol, 2013, 155(6): 1119-1124.

[3] HOLMSTRÖM G, HELLSTRÖM A, JAKOBSSON P, et al. Five years of treatment for retinopathy of prematurity in Sweden: results from SWEDROP, a national quality register[J]. Br J Ophthalmol, 2016, 100(12):1656-1661.

［4］ HU J，BLAIR M P，SHAPIRO M J，et al. Reactivation of retinopathy of prematurity after bevacizumab injection［J］. Arch Ophthalmol，2012，130（8）：1000－1006.

［5］ KENNEDY K A，MINTZ－HITTNER H A，BEAT－ROP Cooperative Group. Medical and developmental outcomes of bevacizumab versus laser for retinopathy of prematurity［J］. J AAPOS，2018，22（1）:61－65.e1.

［6］ LEPORE D，QUINN G E，MOLLE F，et al. Follow－up to age 4 years of treatment of type 1 retinopathy of prematurity intravitreal bevacizumab injection versus laser: fluorescein angiographic findings［J］. Ophthalmology，2018，125（2）:218－226.

［7］ MINTZ－HITTNER H A，KENNEDY K A，CHUANG A Z，et al. Efficacy of intravitreal bevacizumab for stage 3+ retinopathy of prematurity［J］. N Engl J Med，2011，364：603－615.

［8］ MINTZ－HITTNER H A，GELONECK M M，CHUANG A Z. Clinical management of recurrent retinopathy of prematurity after intravitreal bevacizumab monotherapy［J］. Ophthalmology，2016，123（9）:1845－1855.

11　视网膜激光光凝术

根据我们的经验，对于ROPⅡ区3期+行视网膜激光光凝治疗成功率高，很少发生失败和复发。对于每年治疗大量ROP的新生儿临床中心来说，视网膜激光光凝治疗ROP成功很"正常"。ETROP研究显示，对于Ⅱ区ROP行视网膜激光光凝治疗的成功率为90%。但在每年只治疗少量新生儿ROP患者的诊所，视网膜激光光凝治疗ROP的失败率和复发率要高得多（30%）。视网膜激光光凝治疗失败的最常见原因是视网膜激光光凝治疗不足。

与Ⅱ区病变有所不同的是，Ⅰ区病变经完全视网膜激光光凝治疗后仍可能会复发。因此，区分Ⅰ区和Ⅱ区病变极为重要，这只能通过广角视网膜成像系统照相才可能实现，如RetCam。

视网膜激光光凝技术难度大，需要大量的训练。ROP 3期+患眼需要在一个"时间窗"内完成充分的视网膜激光光凝治疗，这与糖尿病不同，糖尿病视网膜激光光凝可以在多个疗程中完成。

首先，初学者必须学会用双目间接检眼镜检查成人，熟练掌握该技术后，则可在每周的ROP筛查中检查新生儿。这项训练至少需要12个月，然后才可以开始进行视网膜激光光凝治疗。初学者治疗一只眼睛，其导师治疗另一只眼睛。跟随导师进行大约5次激光治疗后，可以单独进行视网膜激光光凝治疗。

治疗一只眼，还是双眼同时进行？

有时并非双眼同时患ROP 3期+病变。患儿一只眼为ROP 3期+病变，另一只眼为ROP 3期伴前附加病变。视网膜激光光凝治疗要双眼同时进行。这是为什么呢？大多数病例前附加病变会发展到附加病变。此外，双眼不同时治疗可导致严重的屈光参差，经治疗后的眼会发展为高度近视，另一只眼则可能不会。最后需要强调的是，同时治疗双眼对新生儿来说还可以避免第二次全身麻醉。

11.1 激光光凝设备

1. **激光机（图11.1）** 通常使用二极管激光器（Iridex，CA）。可选择氩激光器替代。激光参数初始设置为100/100/300，即功率100mW，曝光时间100ms，间隔时间300ms。

2. **激光间接检眼镜输出系统（图11.2）** 该设置是头戴式的，它包含一个光源和一个激光装置。激光间接检眼镜输出系统连接二极管激光器。

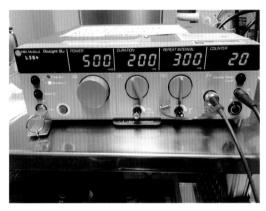
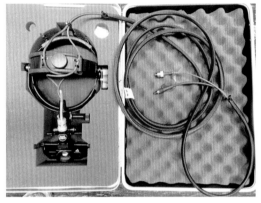

图11.1　二极管激光机。两根电缆分别为激光输出电缆和光源电缆　　　　图11.2　激光间接检眼镜输出系统。两根电缆分别连接到激光机上（见图11.1）

3. **Volk 25D非球面镜（图11.3）** 通常使用Volk 25D非球面镜。另一种选择是20D非球面镜，它观察"嵴"更清晰但锯齿缘欠清晰。还有一种选择是30D非球面镜，但它看到的图像太小。

4. **巩膜顶压器（图11.4）** 巩膜顶压器对视网膜激光光凝治疗非常重要。只有使用巩膜顶压器才能达到锯齿缘。如果条件允许，使用顶压器的大顶压头顶压巩膜进行视网膜激光光凝治疗，可以一次治疗更多的面积。锯齿缘处，一般用顶压器的小头，也可以使用棉签或斜视钩替代之。

5. **开睑器（图11.5）** 推荐新生儿使用小号开睑器。

新生儿ROP的视网膜激光光凝治疗很特殊，因为眼球很小，而且病变位于眼球周边部。视网膜激光光凝治疗颞侧和后极部"嵴"时，最好采取站立位进行（图11.6）。如果视网膜激光光凝治疗鼻侧、上方、下方视网膜时，建议采取坐位（图11.7）。

我们通常使用二极管激光器。可以使用氩激光器替之。通常有效激光斑数量为

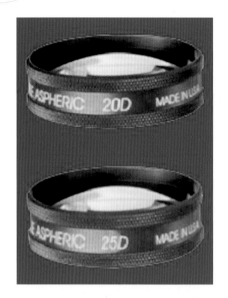

图11.3　Volk20D和25D非球面镜
两者都适合激光治疗。最好使用
25D非球面镜。

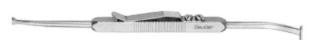

图11.4　带有小顶压头和大顶压头的巩膜顶压器
（德国Geuder）

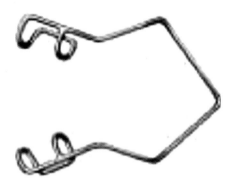

图11.5　新生儿检查开睑器（Geuder，
编号17023，德国）

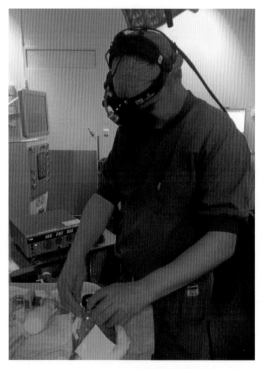

图11.6　推荐站立姿势治疗颞侧病变。注意
配合使用巩膜顶压器

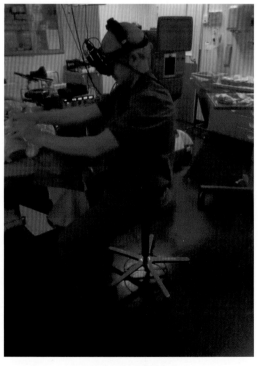

图11.7　采取坐位完成对鼻侧、上方、
下方病变区的治疗

1200～1800个激光点（最少1000个激光点，最多2500个激光点）。

　　二极管激光器设置常用参数为：功率500mW，曝光时间200ms，间隔时间300ms（图11.8）（因每台机器性能不同，以达到Ⅲ级光斑为准）。

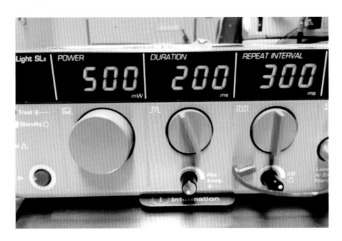

图11.8　二极管激光器（Iridex，CA），新生儿ROP视网膜激光治疗的常规仪器

11.2　视网膜激光光凝治疗步骤

　　见图11.9至图11.19。

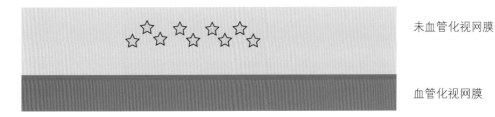

未血管化视网膜

血管化视网膜

图11.9　从颞侧象限开始，调整合适的激光参数

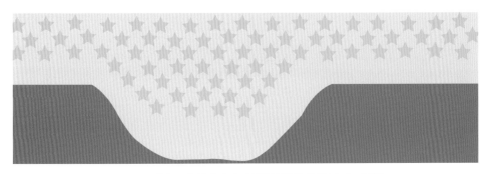

图11.10　视网膜激光光凝范围从锯齿缘到病变"嵴"

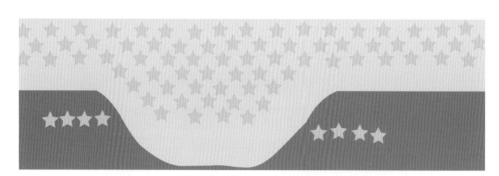

图11.11　当从颞侧视网膜向上方、下方视网膜移动时，避免激光光凝过度

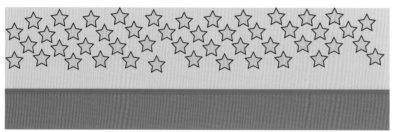

未血管化视网膜

血管化视网膜

图11.12　治疗从锯齿缘直到接近病变"嵴"

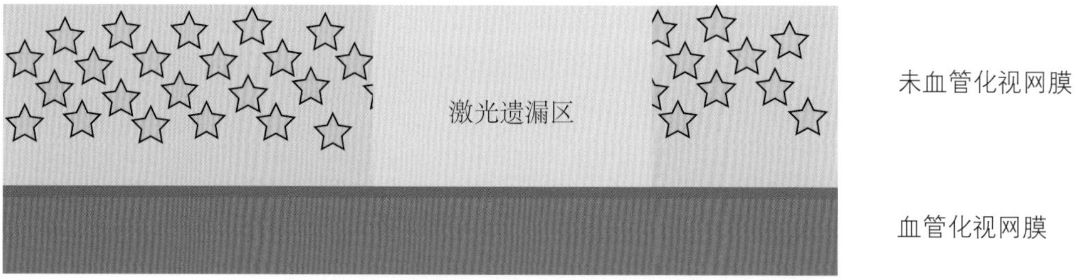

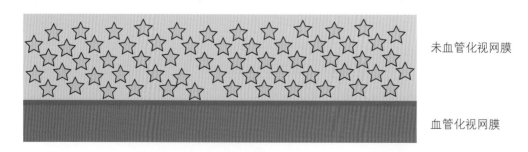

激光遗漏区

未血管化视网膜

血管化视网膜

图11.13　当从一个治疗区域移动到下一个治疗区域时，避免出现"遗漏区"

未血管化视网膜

血管化视网膜

图11.14　治疗"嵴"前缘时需增加激光能量，不需要巩膜顶压器

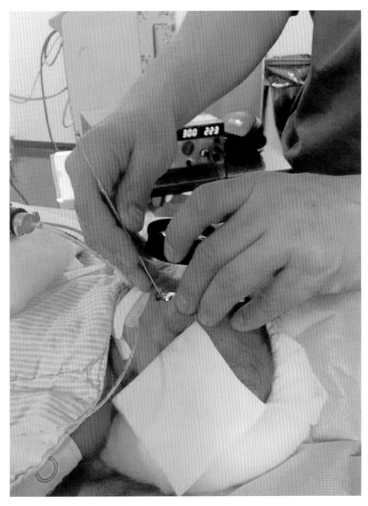

图11.15 使用巩膜顶压器压陷锯齿缘区，对周边部视网膜行激光光凝

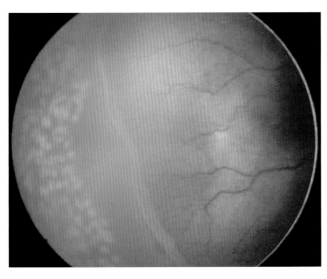

图11.16 从锯齿缘到接近"嵴"，
行视网膜激光光凝

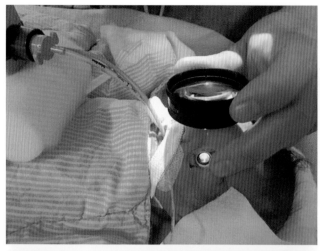

图11.17　视网膜激光光凝治疗
"嵴"前缘病变（无需巩膜顶压器）

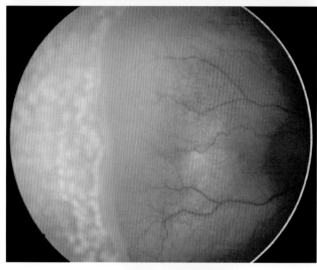

图11.18　视网膜激光光凝治疗
"嵴"前缘病变时通常需要增加激
光能量

首先在视网膜无血管区测试激光光凝斑反应	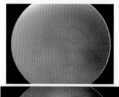	未血管化视网膜 血管化视网膜
激光光凝从锯齿缘开始直到"嵴"前		未血管化视网膜 血管化视网膜
治疗最后排激光光凝斑与"嵴"前缘之间的"间隙"	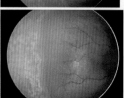	未血管化视网膜 血管化视网膜

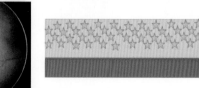

图11.19　新生儿ROP视网膜激光光凝治疗概述

11.2.1 新生儿ROP视网膜激光光凝治疗小结

（1）从颞侧视网膜无血管区试行激光光凝，设置合适的激光参数。

（2）视网膜激光光凝治疗颞侧视网膜无血管区，从锯齿缘直到接近"嵴"。

（3）视网膜激光光凝治疗上方、鼻侧、下方的视网膜无血管区。

（4）视网膜激光光凝治疗"嵴"前缘。

（5）检查周边部视网膜无血管区是否存在"遗漏区"和激光光凝不足区。

11.2.2 手术细节

1. 从颞侧视网膜无血管区试行激光光凝，设置合适的激光参数（图11.5至图11.16）。

必须充分散大瞳孔，小瞳孔不能完成视网膜激光光凝。

新生儿眼视网膜激光光凝治疗最好分两轮360°完成。第一轮激光光凝从锯齿缘到"嵴"之间视网膜无血管区；第二轮视网膜激光光凝"嵴"前缘。

一般从颞侧视网膜无血管区开始激光光凝。因为颞侧视网膜无血管区范围最大，也是4个象限中可视度最好的象限，病变"嵴"清晰易见。

用巩膜顶压器顶压视网膜，按预设激光参数在该处视网膜上打激光（图11.9）。如果激光斑反应不明显，那么将功率增大到200mW再试，如果激光斑依然不明显，再增大功率到300mW，重复上述操作直到功率达到1000mW。如仍然看不到激光斑反应，可将曝光时间增加到200ms，同时将功率降低到100mW，然后在100mW的基础上逐渐增加功率，逐次观察激光斑反应，最高到1000mW。

激光功率300～600mW和曝光时间200ms应该能形成良好的激光光凝效果。我们的经验表明，300ms的曝光时间没有必要。另一激光设备的正常设置参数为：功率400～700mW，曝光时间200ms，间隔时间300ms。

如果看到激光光凝斑视网膜过白，或者视网膜破裂出血，那表明激光能量过高，降低100mW后再试。

注意：如果使用激光能量过高，可能在1周内ROP病情快速发展以至"眼球偏斜"。如果激光曝光时间为300ms，过多激光光凝则可能会加重眼内VEGF表达。通常最大曝光时间为200ms，否则有可能导致虹膜红变，最终引起视网膜脱离。

2. 激光光凝治疗颞侧视网膜无血管区，从锯齿缘到"嵴"（图11.10，图11.11，图11.16）。

如果已在视网膜上形成满意激光斑，那么就完成了第一个关键步骤，然后继续对颞侧未血管化视网膜进行激光光凝。两个光斑之间应间隔一个光斑的距离（图11.10），巩膜顶压器顶压配合激光光凝至锯齿缘（图11.15，图11.16）。此时不能以激光光凝病变"嵴"。

通过前、后移动25D或20D非球面镜，可以改变激光光斑大小，大的激光光斑节省时间。周边部宜用大激光斑，"嵴"前缘宜用小激光斑。

3. 激光光凝治疗上方、鼻侧和下方视网膜无血管区（图11.12至图11.14）。

如果从颞侧继续治疗上方或下方视网膜无血管区时，注意未血管化视网膜范围减小了很多。上方、下方未血管化视网膜为窄带区，鼻部稍宽。这种情况很容易导致对血管化视网膜的过度治疗（图11.11）。

如果治疗下方、上方和鼻侧视网膜无血管区时，使用巩膜顶压器上小头更容易。将巩膜顶压器放置在角巩膜缘处，并缓慢地向赤道部移动。一旦看到锯齿缘，即可开始进行视网膜激光光凝治疗，持续该治疗方式一直到接近"嵴"的位置（图11.12）。

通过视网膜激光光凝治疗一个区域后，再将巩膜顶压器放置在角巩膜缘处向后移动，暴露锯齿缘，继续治疗下一个区域，并与视网膜激光光凝治疗过的区域连续起来，防止出现"遗漏区"（图11.13）。很难判断下方和上方视网膜的无血管区，必须反复移动顶压器，反复观察才能找到合适的激光光凝部位。注意：未血管化视网膜区在颞侧以外的地方明显减小，它们是一片窄的未血管化视网膜区。

4. 视网膜激光光凝治疗"嵴"前缘（图11.14，图11.17，图11.18）。

第二轮360°治疗"嵴"前缘病变区域（图11.14）。不使用巩膜顶压器情况下进行视网膜激光光凝更容易。由于该区域视网膜较厚，需加大功率，大约增加200mW，曝光时间保持在200ms不变。

5. 检查视网膜无血管区是否存在"遗漏区"。

如果已完成视网膜激光光凝治疗，重复检查从锯齿缘到"嵴"之间的视网膜无血管区是否得到了360°全面治疗。可以使用25DVolk非球面镜和RetCam系统。

检查视网膜直到锯齿缘，寻找未治疗区域，确认已治疗整个"嵴"前缘视网膜。在没确保视网膜无血管化区得到完全治疗之前，不要终止治疗。因为治疗不足会导致病情进展，最终引起视网膜脱离。

要点

1. 识别无血管视网膜比较困难：上方和下方的缺血性视网膜无血管化区呈一条细线，鼻侧呈较宽的线，颞侧呈舌样宽的线带。无血管视网膜没有血管，呈灰色。无血管视网膜和生理性视网膜之间可见分界线。生理性视网膜有血管，呈浅红色。

2. 随访：术后使用地塞米松滴眼液（1mg/mL），2次/天，以及0.1%阿托品滴眼液，2次/天，连续2周。嘱患者每周随访1次。在第1次随访时，视网膜病变应该较稳定，至少不会进展。如果视网膜病变更严重，则应该进行彻底检查，以排除治疗不足。如果没有发现治疗不足，那么3天后再检查。如果视网膜病变已加重，建议立即行全身麻醉下检查，排除激光光凝"遗漏区"的病变；推荐立即注射抗VEGF药物。

第2周随访，视网膜病变应进一步消退。4周后激光瘢痕形成，视网膜病变消退。

11.3　总结

新生儿视网膜激光光凝治疗的技术难度非常高，需要经过大量的训练（图11.19）。需要强调在一个疗程内完成适度视网膜激光光凝治疗，以实现视网膜病变消退。治疗不足则会导致视网膜病变在几周内进展。

如果病变进展，建议立即进行玻璃体腔注射抗VEGF药物治疗。

参考文献

[1] REPKA M X, TUNG B, GOOD W V, et al. Outcome of eyes developing retinal detachment during the Early Treatment for Retinopathy of Prematurity study [J]. Arch Ophthalmol, 2011, 129（9）: 1175-1179.

[2] HOLMSTRÖM G, TORNQVIST K, AL-HAWASI A, et al. Increased frequency of retinopathy of prematurity over the last decade and significant regional differences [J]. Acta Ophthalmol, 2018, 96（2）: 142-148.

12　荧光素血管造影辅助下新生儿和儿童视网膜激光光凝

由于观察难度大，新生儿ROP视网膜激光光凝治疗比较困难，特别是血管化视网膜和未血管化视网膜之间的边界有时很难确定。

在其他儿童视网膜疾病中，如FEVR或IP，医生肉眼无法识别未血管化视网膜与血管化视网膜之间的边界，只有通过荧光素血管造影才能辨析两者之间确切的分界位置。这种情况需要在视网膜激光光凝治疗前进行荧光素眼底血管造影。

因此，我们开展了荧光素血管造影辅助下视网膜激光光凝治疗（图12.1）。在一个疗程中进行数次RetCam荧光素血管造影观察和补充视网膜激光光凝，直到全部视网膜无血管区完成激光光凝。

12.1　操作步骤（图12.1）

1. 静脉注射荧光素，进行第1次荧光素血管造影，明确血管化视网膜和未血管化视网膜之间的边界（图12.1，图12.2）。

2. 进行第1次视网膜激光光凝治疗。

3. 不再注入荧光素，继续在荧光素血管造影程序中观察，确定有无"遗漏区"。

4. 发现"遗漏区"，补充第2次视网膜激光光凝。

5. 不再注入荧光素，继续在荧光素血管造影程序中观察，确定有无"遗漏区"。

6. 第3次视网膜激光光凝"遗漏区"。

7. 不再注入荧光素。继续在荧光素血管造影程序中观察，通常至此步骤后视网膜激光光凝治疗完成（图12.3）。

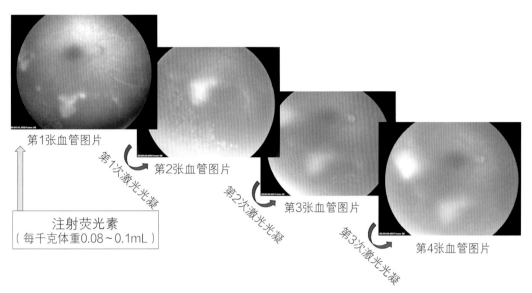

图12.1 荧光素眼底血管造影辅助视网膜激光光凝治疗步骤

静脉注射荧光素1次。在第1次荧光素血管造影后，进行视网膜激光光凝，然后拍摄
第2次荧光素血管造影程序下图像，以此类推，直到完成激光光凝。

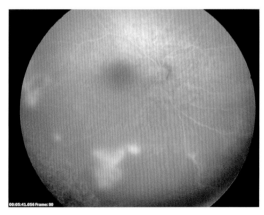

图12.2 第1次荧光素眼底血管造影图像
注意下方视网膜无血管区。

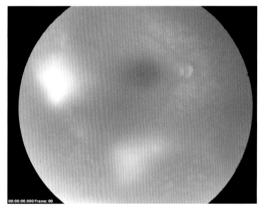

图12.3 末次荧光素眼底血管造影图像
经3次视网膜激光光凝后，下方视网膜
无血管区已实现完全激光光凝。

　　我们用病例报告演示该项技术。一例视网膜色素失禁症足月新生儿，因周边部视网膜未血管化，已接受了视网膜激光光凝治疗。利用荧光素血管造影评估上一次视网膜激光光凝的效果并准备必要时补充视网膜激光光凝。RetCam荧光素血管造影显示残

留部分无血管区视网膜尚未进行激光光凝治疗（图12.4），使用双目间接检眼镜补充视网膜激光光凝治疗；治疗后立即进行第2次荧光素血管造影程序观察、照相，仍见残留少量视网膜无血管区（图12.5），然后补充两排激光光凝，至此视网膜无血管区已实现完全激光光凝（图12.6）。

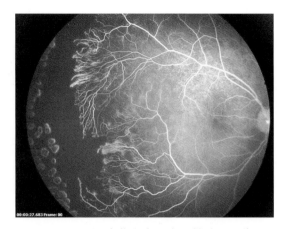

图12.4　第1次荧光素眼底血管造影图像

一例患有色素失禁症的新生儿，可见不规则的新生血管，血管多分支，以及视网膜无血管区，周边部见陈旧激光斑。

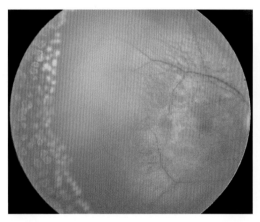

图12.5　右眼：眼底彩照

补充视网膜激光光凝。视网膜无血管区实现完全激光光凝。

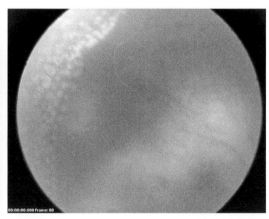

图12.6　第3次荧光素眼底血管造影图像

显示新旧激光光斑及效果。

13 视网膜激光光凝治疗不足

Ⅱ区ROP病变视网膜激光光凝治疗的成功率达90%。根据我们的经验，ROP临床治疗中心的视网膜激光光凝治疗成功率达100%。近10年来，在我们治疗中心接受Ⅱ区ROP病变视网膜激光光凝治疗后的病例未见复发。对于Ⅰ区ROP病变，情况却不一样。因为即使视网膜无血管区完成100%激光光凝治疗，该型严重的视网膜病变也可能会进展。

对于Ⅱ区ROP病变视网膜激光光凝治疗，根据我们的经验，Ⅱ区病变经完全视网膜激光光凝治疗后会促使视网膜病变消退。如果病情进展，那很可能是由于视网膜激光光凝治疗不足引起的，应通过眼底照相和荧光素血管造影图像来证明这一点。所有激光光凝治疗不足患儿的眼都会发展为视网膜脱离。

因此，必须从一开始就进行完全视网膜激光光凝，或尽早再次对"遗漏区"进行激光光凝治疗。

13.1 病例报道

病例1（图13.1至图13.5） 一例于外院就诊的早产儿，因ROPⅡ区3期+行视网膜激光光凝后视网膜病变未消退，3周后该患儿转到作者所在医院检查和治疗。

RetCam检查显示周边部视网膜无血管区存在视网膜激光光凝治疗不足及血管化视网膜过度治疗（图13.1，图13.2）。RetCam荧光素血管造影能清晰显示遗漏光凝的视网膜无血管区，证实治疗不足（图13.3，图13.4）。病变"嵴"视网膜增殖强荧光渗漏，提示该处为无血管化视网膜。此外，颞侧4—5点钟位（图13.3，图13.4）和鼻侧（图13.5）可见过度治疗后遗留的激光斑。注：本例中，轻度的过度治疗没有不良影响。

病例2 该新生儿在外院诊断为ROP 3期+（图13.6，图13.7），行视网膜激光光凝治疗后病变继续进展，8天后予玻璃体腔内注射雷珠单抗（抗VEGF药物）治疗。视网

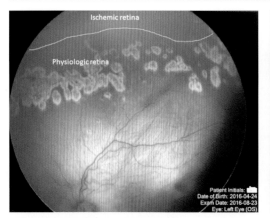

图13.1　眼底彩照

未血管化区视网膜激光光凝治疗不足和
血管化视网膜过度治疗。

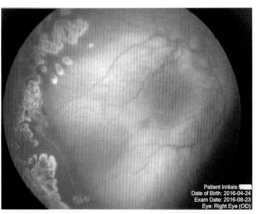

图13.2　右眼：眼底彩照

颞侧"嵴"前缘可见视网膜无血管区治疗
不足。

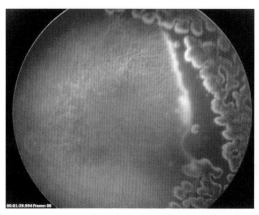

图13.3　荧光素眼底血管造影图像

显示未治疗的视网膜无血管区和病变
"嵴"视网膜增殖。

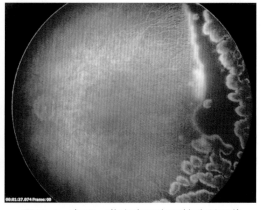

图13.4　左眼：荧光素眼底血管造影图像

4—5点钟位可见激光过度治疗。

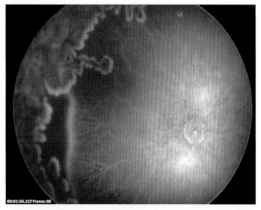

图13.5　荧光素眼底血管造影图像

未激光光凝治疗的鼻侧视网膜无血管区9—11点钟位可见过度治疗。

膜病变继续进展到4A期行巩膜环扎术。因ROP病变仍然持续存在遂转诊至作者所在医院，RetCam荧光素血管造影检查显示颞侧有较大面积病变"遗漏区"，周边部有许多视网膜下渗出物。予以保留晶状体的玻璃体切割术和视网膜激光光凝，术后视网膜病变消退，脱离的视网膜复位。

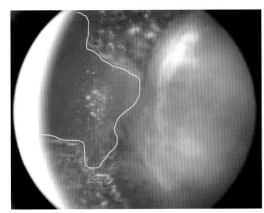 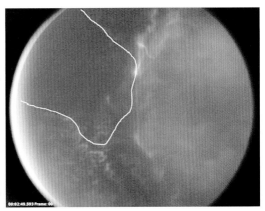

图13.6　眼底彩照
在激光光凝良好的视网膜中仍然有一大片
遗漏区域，可见渗出。

图13.7　荧光素眼底血管造影图像
显示未经激光光凝治疗的视网膜无血管区。

结论： 视网膜激光光凝治疗不足会导致视网膜病变进展，这是视网膜激光光凝治疗失败的最常见原因。必须尽早发现治疗不足情况，并尽快进行治疗。在进行视网膜激光光凝治疗后应每周随访。如果视网膜激光光凝治疗后2周内病变加重，立即安排有经验的医生再次进行视网膜激光光凝治疗或玻璃体腔注射抗VEGF药物治疗。相比之下，轻度激光光凝过度治疗对视网膜病变没有不良影响。如果视网膜病变进展，又没有发现病变"遗漏区"，推荐在血管化视网膜（"嵴"后缘）补充两排激光光凝治疗。

需要注意的是，如果没有熟练完成双目间接镜下视网膜激光光凝的经验，那么通常做联合治疗，即视网膜激光光凝治疗联合玻璃体腔注射抗VEGF药物治疗。

Part5

Anti-VEGF
Injection

第五部分

玻璃体腔注射抗 VEGF 药物

14　新生儿眼球大小

临床工作中，越来越多的医疗单位采用玻璃体腔注射抗VEGF药物治疗ROP。该药物对眼部和全身可能存在的副作用引发人们的担忧。在BEAT-ROP研究中，推荐注射剂量为0.625mg，但并没有说明这一剂量的依据。

体质量为1.5kg的新生儿双眼注射0.65mg贝伐单抗（Bevacizumab），相当于体质量为75kg的成年人一次单眼注射接受的剂量。众所周知，成人一次单侧注射0.65mg贝伐单抗可以抑制全身VEGF水平数周。

小剂量抗VEGF药物的优点是什么？小剂量贝伐单抗可能降低抗VEGF治疗后药物引发的眼部和全身副作用风险。

全身副作用有哪些？抗VEGF药物进入血流，可能会影响肺、肾、脑的血管发育。

眼部副作用有哪些？新生儿ROP玻璃体腔注射抗VEGF药物后，会产生两种病理-生理效应：①病理性新生血管形成减少；②周边部生理性视网膜血管减少。

重要的是，抗VEGF药物剂量的上限值足以使视网膜增殖病变消退，下限值应不影响视网膜血管化正常发育。

为了找到治疗ROP新生儿玻璃体腔注射贝伐单抗最佳剂量的依据，我们进行了两次新生儿眼球大小计算的研究。

第一次计算：胎龄34周新生儿的眼轴长度为16mm。使用公式$4/3 \times p \times r^3$计算，结果显示成年人的眼轴比新生儿眼轴长3.12倍。

第二次计算：新生儿玻璃体轴长为10.48mm，成人玻璃体轴长为15.0mm。使用相同公式计算，结果显示成人玻璃体比新生儿玻璃体长2.91倍。

综合这两次计算结果，新生儿的眼球大小约为成人的1/3（图14.1）。由于新生儿晶状体很大，其玻璃体的体积可能比计算的数值还要小。

重新计算剂量：成人贝伐单抗治疗剂量通常为1.25mg，推荐ROP新生儿剂量为0.625mg。然而，根据上述计算结果，新生儿调整剂量应不高于1.25mg/3=0.4mg。

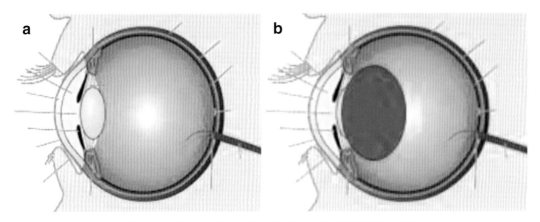

图14.1　成人和新生儿的眼轴长度和容积的比较示意图

a. 成人眼轴长度为23.5mm，容积为5.4mL。b. 新生儿的眼轴长度为16mm，容积为1.7mL。

这一理论得到了临床研究的证实，0.312mg贝伐单抗治疗剂量用于ROP新生儿治疗后，显示出良好的解剖结果和功能结果。

最近的研究表明，0.031mg超低剂量贝伐单抗治疗ROP附加病变有效，这一剂量相当于正常剂量的5%，视网膜病变消退较慢，但未成熟视网膜血管化过程较快。

实际工作中小剂量应用的不便之处是必须再稀释，相比之下，0.625mg剂量不需要稀释。如果医院药房按照规定剂量准备好药物，该问题就可以得到解决。

结论

最近的研究表明，比BEAT-ROP研究中推荐的治疗剂量低得多的剂量可能足以治疗ROP。

参考文献

[1] EHLERS N, MATHIESEN M E, ANDERSEN H. The prenatal growth of the human eye [J]. Acta Ophthalmol （Kbh）, 1968, 46:329-349.

[2] HARDER B C, BALTZ S V, JONAS J B, et al. Intravitreal bevacizumab for retinopathy of prematurity [J]. J Ocul Pharmacol Ther, 2011, 27:623-627.

[3] HILLIER R J, CONNOR A J, SHAFIQ A E. Ultra-low-dose intravitreal bevacizumab for the treatment of retinopathy of prematurity: a case series [J]. Br J Ophthalmol, 2018, 102（2）:260-264.

[4] LARSEN J S. The sagittal growth of the eye [J]. Acta Ophthalmol, 1971, 49:441-444.

[5] LORENZ B. Kommentar: anti-VEGF-Einsatz gut abwägen [J]. Klin Monatsbl Augenheilkd, 2011,

225:488－490.

　　[6] MATSUYAMA K, OGATA N, MATSUOKA M, et al. Plasma levels of vascular endothelial growth factor and pigment epithelium－derived factor before and after intravitreal injection of bevacizumab [J]. Br J Ophthalmol, 2010, 94(9):1215－1218.

　　[7] MINTZ－HITTNER H A, KENNEDY K A, CHUANG A Z, et al. Efficacy of intravitreal bevacizumab for salyage 3+ retinopathy of prematurity [J]. N Engl J Med, 2011, 364:603－615.

　　[8] ŞAHIN A, GÜRSEL－ÖZKURT Z, ŞAHIN M, et al. Ultra－low dose of intravitreal bevacizumab in retinopathy of prematurity [J]. Ir J Med Sci, 2018, 187:417－421.

　　[9] SPANDAU U. What is the optimal dosage for intravitreal bevacizumab for retinopathy of prematurity? [J]. Acta Ophthalmol, 2013, 91(2):e154.

　　[10] WALLACE D K, KRAKER R T, FREEDMAN S F, et al. Assessment of lower doses of intravitreous bevacizumab for retinopathy of prematurity: a phase 1 dosing study [J]. JAMA Ophthalmol, 2017, 135:654－656.

15　婴儿玻璃体腔注射抗VEGF药物的剂量

　　尽管抗VEGF药物如贝伐单抗在世界范围内已被广泛用于ROP的治疗，但关于ROP的剂量-反应相关性研究却很少。在贝伐单抗用于ROP治疗的初期阶段，常用BEAT-ROP研究推荐的剂量是成人剂量的一半（0.625mg/0.025mL）。近年来，关于小剂量贝伐单抗使用的研究越来越多。

15.1　婴儿与成人眼内容积的比较

　　假设眼球是一个充满玻璃体液的球体，容量为4/3×π×（眼轴长度/2）。以往对早产儿眼轴长度的研究表明，在矫正胎龄32～40周，眼轴长度在15～17mm。因此，与成人眼球平均值（眼轴长度约为23mm）相比，婴儿眼的眼内容量可能是成人眼的27%～40%（表15.1）。换句话说，注射剂在婴儿眼的最大浓度将是成人眼的2.5～3.6倍。因此，理论上注射剂量应为成人剂量的1/4～1/3左右。此外，如果注射抗VEGF治疗ROP的目标不是作为单一疗法长期抑制VEGF，而是更偏向过一段时间后增加视网膜激光光凝治疗强度，则可以尝试低剂量。

表15.1　与成人眼相比，婴儿眼内的玻璃体容积和玻璃体腔药物最大浓度估算值

轴向长度/mm	容积/mm³	成人容积的百分比	注射0.625mg贝伐单抗后的最大浓度/mg·mL⁻¹	成年人浓度的倍数
15	1.77	27.7	0.35	3.6
16	2.14	33.7	0.29	3.0
17	2.57	40.4	0.24	2.5
23	6.37	100	0.10	1.0

15.2　玻璃体腔注射贝伐单抗治疗ROP所需剂量

15.2.1　病例系列研究中的贝伐单抗剂量

在BEAT-ROP研究中，一项前瞻性随机对照研究比较了视网膜激光光凝治疗与玻璃体腔注射贝伐单抗治疗ROP 3期+的疗效；许多其他研究亦证实玻璃体内注射贝伐单抗的剂量为0.625mg/0.025mL。最近多个研究报告了贝伐单抗低剂量治疗的结果。Kim等2014年的研究和Yoon等2016年在韩国的研究显示，行0.25mg（AMD成人剂量的1/5）贝伐单抗玻璃体腔注射联合视网膜激光光凝治疗的联合疗法对ROP Ⅰ区伴附加病变是有效的。Hiller等2018年在英国进行的回顾性研究证实了15例"需要治疗ROP"患者的29只眼中，使用0.16mg贝伐单抗玻璃体腔注射（约为AMD成人剂量的1/8）的疗效，其治疗成功定义为"视网膜病变完全消退和Ⅲ区视网膜血管化（或Ⅲ区需激光消融）"。研究观察到首次治疗成功率（玻璃体腔仅注射0.16mg贝伐单抗起效）为79.3%，二次治疗成功率为93.1%（需要额外治疗），6/29（20.7%）的眼因ROP复发实施了再次治疗。

值得注意，因这些研究中ROP注射"治疗成功"和"复发"的定义不同，因此，这些研究之间的结果不能直接比较。

15.2.2　美国儿童眼病研究小组（PEDIG）的一期剂量研究结果

最近，美国儿童眼病研究小组（PEDIG）发表了玻璃体腔注射贝伐单抗治疗ROP的短期研究结果。该项研究招募了单眼或双眼患"需要治疗ROP"（Ⅰ型ROP）且以前没有接受过治疗的早产儿。在本研究中，使用300μL注射器（图15.1）和5/16、30号固定针向研究眼玻璃体腔注射10μL贝伐单抗。

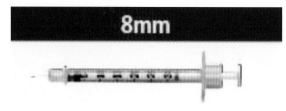

超细短针胰岛素注射器
3/10mL注射器
31G×8mm（5/16）
BD Catalog # 328291
NDC/HRI No. 08290-3282-91

图15.1　带长8mm的注射针头的0.3mL注射器
长8mm的注射针头对新生儿眼球更安全（BD USA, Photocourtesy BD）。

该研究的主要疗效指标是"ROP治疗成功"，定义为"注射10 μL贝伐单抗后4天或更短时间出现病情改善，并且在4周内Ⅰ型ROP或需要额外治疗的严重的新生血管没有复发"。对于有附加病变的新生儿，"治疗成功"定义为注射后第4天检查时病情改善，即附加病变消退。对于Ⅰ型ROP但无附加病变（即Ⅰ区，3期）的新生儿，注射后第4天检查时病情改善定义为：①视网膜新生血管的严重程度和/或范围显著降低；②如果注射存在附加病变，则异常血管扩张和/或迂曲程度降低。

如果一种剂量对80%以上的受试者"治疗成功"，则认为该剂量有效。一个独立委员会评审研究结果，根据成功率确定10～14名受研究婴儿的下一次贝伐单抗测试剂量：成功率高于80%时减少剂量；成功率在70%～80%则重复该剂量；成功率低于70%则增大剂量或结束研究。研究中分3次减少剂量，每次剂量浓度是前一次的一半（0.125mg/10μL、0.063mg/10μL和0.031mg/10μL，用生理盐水稀释）。

次要疗效指标包括注射前、注射后2周和4周贝伐单抗和VEGF血浆水平、需要补充治疗的眼数（次数）、任何不良事件或并发症、矫正年龄12个月时的视力等。

本研究结果显示，当使用剂量为0.25mg/10μL（11/11眼）、0.125mg/10μL（14/14眼）、0.063mg/10μL（21/24眼）、0.031mg/10μL（9/9眼）时，均获得"ROP治疗成功"；研究用剂量约为BEAT-ROP研究中使用剂量的5%，约为AMD成人剂量的1/40。

虽然需要进一步长期随访来确定最佳剂量和安全性，但该项研究的短期结果表明，比常用剂量低的剂量至少在4周内有效。如果玻璃体腔注射贝伐单抗有导致神经发育不良的风险（到目前为止，在这个问题上有相互矛盾的结果），使用低剂量可能会降低此类风险或其他可能的全身不良反应。

15.2.3　低剂量贝伐单抗治疗存在的实际问题

在PEDIG研究中，贝伐单抗用10μL生理盐水稀释，含药量分别为0.125mg、0.063mg和0.031mg。然而，贝伐单抗溶液载体不是生理盐水。一安瓿贝伐单抗溶液除含有贝伐单抗25mg/mL，还含有磷酸钠、脱水海藻糖和聚山梨酯。虽然不能轻易获得药物级磷酸盐缓冲溶液（PBS）或具有相似成分的复合溶液，但是可以考虑使用PBS代替生理盐水。此外，稀释过程可能会增加污染风险，所以用生理盐水稀释贝伐单抗要慎重。

15.3　玻璃体腔注射雷珠单抗治疗ROP所需剂量

不同剂量雷珠单抗治疗ROP的安全性和有效性（CARE-ROP）研究

最近在德国进行的CARE-ROP初步研究表明，雷珠单抗可有效地控制急性期ROP，且成人标准剂量的24%（0.12mg）和40%（0.20mg）产生的效果相同。此外，周边部视网膜血管化改善表明0.12mg雷珠单抗这一低剂量可能是有利的。两组患者的全身性VEGF血浆水平均未发生改变，这表明与贝伐单抗治疗相比，雷珠单抗治疗后对全身VEGF抑制情况更少。事实上，Bakri团队发现，与贝伐单抗相比，雷珠单抗的血清半衰期更短（20d与2h）。

要点

1. 1～2kg体质量的新生儿双眼注射贝伐单抗0.625mg，剂量与体质量为60～80kg的成人患者接受的一次注射剂量相同。

2. PEDIG研究表明，0.031mg剂量足以治疗单眼ROP。该剂量是成人剂量的5%。

3. 抗VEGF注射对施行治疗者的要求不高。然而，视网膜激光光凝治疗对医生的经验、技术有较高要求。

4. 雷珠单抗不抑制血清中VEGF水平（Stahl等，2018）。

5. 雷珠单抗最佳剂量为20μL，甚至可以是10μL。

参考文献

[1] MINTZ-HITTNER H A, KENNEDY K A, CHUANG A Z, et al. Efficacy of intravitreal bevacizumab for stage 3+ retinopathy of prematurity [J]. N Engl J Med, 2011, 364:603-615.

[2] LAWS D E, HASLETT R, ASHBY D, et al. Axial length biometry in infants with retinopathy of prematurity [J]. Eye (Lond), 1994, 8:427-430.

[3] KIM J, KIM S J, CHANG Y S, et al. Combined intravitreal bevacizumab injection and zone I sparing laser photocoagulation in patients with zone I retinopathy of prematurity [J]. Retina, 2014, 34:77-82.

[4] YOON J M, SHIN D H, KIM S J, et al. Outcomes after laser versus combined laser and bevacizumab treatment for type 1 retinopathy of prematurity in zone I [J]. Retina, 2017, 37:88-96.

[5] HILLIER R J, CONNOR A J, SHAFIQ A E. Ultra-low-dose intravitreal bevacizumab for the treatment of retinopathy of prematurity: a case series [J]. Br J Ophthalmol, 2018, 102:260-264.

［6］ WALLACE D K, KRAKER R T, FREEDMAN S F, et al. Assessment of lower doses of intravitreous bevacizumab for retinopathy of prematurity: a phase 1 dosing study［J］. JAMA Ophthalmol, 2017, 135:654 - 656.

［7］ WALLACE D K, DEAN T W, HARTNETT M E, et al. A dosing Study of bevacizumab for retinopathy of prematurity: late recurrences and additional treatments［J］. Ophthalmology, 2018, 125:1961 - 1966.https://doi.org/10.1016/j.ophtha.2018.05.001.

［8］ STAHL A, KROHNE T U, ETER N, et al. Comparing alternative ranibizumab dosages for safety and efficacy in retinopathy of prematurity: a randomized clinical trial［J］. JAMA Pediatr, 2018, 172:278 - 286.

［9］ BAKRI S J, SNYDER M R, REID J M, et al. Pharmacokinetics of intravitreal ranibizumab (Lucentis)［J］. Ophthalmology, 2007, 114:2179 - 2182.

16　玻璃体腔注射抗VEGF药物技术

16.1　玻璃体腔注射药物通用指南

新生儿玻璃体腔注射比成人更加困难的原因有以下几点：①新生儿眼球睫状体平坦部发育不全，需要在角膜缘后1～1.5mm处进针。晶状体大增加了玻璃体腔注射时对晶状体损伤的风险。②药物剂量很小，当你推注药物时，注射器内塞移动距离很短，因此，很难评估药物是否从注射器中注射出去。③第二个问题可以用手术显微镜来解决，在手术显微镜下观察来验证注射是否成功。由于第一次注射失败会导致ROP病情加重，因此，第一次注射对医生有很大压力，但这种压力在成人疾病如老年黄斑变性或糖尿病性黄斑水肿治疗中不存在。

16.2　注射前注意事项

16.2.1　临床设施条件

对于婴儿和儿童，玻璃体腔注射可在新生儿重症监护病房（NICU）或手术室进行。在NICU，可以在床旁实施注射。床旁注射的优点：①无需全身麻醉。②新生儿家庭的经济负担很低。③儿科病房负担较轻。缺点：①手术难度较大。②非无菌条件。③由于缺乏手术显微镜，发生晶状体损伤等并发症的风险较高。

在手术室中注射的优点：①全身麻醉。②良好的无菌条件。③感染风险低。④头部安稳。⑤使用手术显微镜。⑥并发症（如晶状体损伤）减少。⑦手术显微镜下，可见药物注入玻璃体腔过程。缺点：该治疗方式只能在高级诊疗中心进行，如医科大学的附属医院等。

16.2.2 双眼注射

当需要同时进行双眼玻璃体腔注射时，每只眼注射应作为一个单独的程序进行，每只眼进行单独准备。

16.2.3 镇静

清醒的婴儿可以在NICU床边进行玻璃体腔注射，也可以在静脉镇静或全身麻醉下进行。在决定适当的镇静方法之前，应考虑患儿年龄、体质量、一般情况、全身并发疾病，以及使用辅助设备如视网膜成像系统和OCT或视网膜激光光凝装置等因素。镇静相关的益处、风险和可能发生的并发症可以与儿科主治医生讨论，并征得患者父母或法定监护人的知情同意。

16.2.4 既往全身/眼部情况

应检查出血倾向、高眼压/青光眼，以及活动性眼外感染如病毒性角膜结膜炎。对婴儿眼活动性感染发生率的研究有限。土耳其最近的一项研究表明，9只患有活动性腺病毒角结膜炎的眼，行ROP玻璃体腔注射后没有不良反应发生。

16.3 婴儿玻璃体腔注射药物技术

16.3.1 散瞳

散大瞳孔是判断药物是否进入眼内的必要操作。在注射前、后进行眼底检查时也需要散瞳。

16.3.2 麻醉

建议表面麻醉（如丙美卡因局部滴眼液）。不推荐结膜下麻醉，因为结膜水肿使注射更加困难。

16.3.3 预防感染

建议戴无菌手套和医用外科口罩，使用无菌开睑器。不建议常规使用无菌纱布，但在NICU中很多医生更倾向于使用无菌纱布，以防止术后感染。用聚维酮碘溶液消毒眼表和眼睑。根据《美国玻璃体腔注射指南》，聚维酮碘应是注射部位最后使用的一种药物。一般不建议术前、围术期和术后（局部）使用抗生素。

16.3.4　注射器针头

通常推荐30号或更细的注射针头。成人患者常用1/2英寸（12.7mm）注射针。然而，这对新生儿来说偏长。在36周矫正胎龄时，早产儿眼轴长度为15.2mm，比同龄者健眼短1mm（图16.1）。因此，如果将1/2英寸的注射针插入距角膜缘后1mm巩膜注射点，可能会造成视网膜损伤。最近的一份报告显示，矫正胎龄56周死亡婴儿眼轴长度为20mm，如果将标准的30号的注射针插入眼内中心，会导致后极部视网膜穿孔。因此，特别是对于早产儿，更短的注射针如5/16英寸的针可能更安全。对于小剂量药物的注射，推荐将胰岛素注射器作为药物注射器（图16.2）。

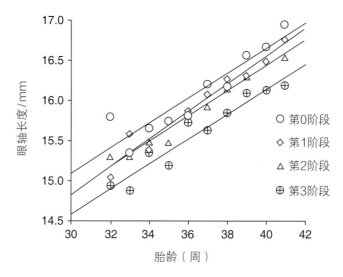

图16.1　ROP（右眼）平均眼轴长度与急性期ROP最重程度间线性回归图
ROP程度较重的婴儿，眼轴长度减少，但研究期间眼球生长速率与ROP严重程度没有显著差别。
［经Springer Nature、Eye、Laws等版权许可转载（1994年）］

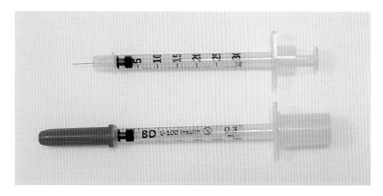

图16.2　带31G（长8mm）注射针头的胰岛素注射器
对于眼轴长度较短的新生儿来说，长8mm的注射针头可能更安全。

16.3.5 药量

我们用图16.2所示的胰岛素注射器注射0.02mL雷珠单抗或贝伐单抗。更低的注射剂量为0.01mL。使用后一种剂量时，需要使用外科手术显微镜才能看到进入眼玻璃体腔的药物（图16.3）。

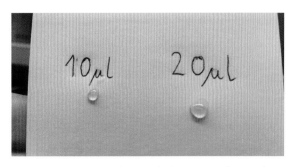

图16.3 0.01mL（10μL）和0.02mL（20μL）的液体图示

16.3.6 注射部位

对需要治疗ROP的早产儿，在角膜缘后1.0～1.5mm位点进行玻璃体腔注射是安全的（图16.4）。应注意在BEAT-ROP研究中，注射是在角膜缘后2.5mm处进行，存在损伤婴儿眼视网膜的高风险。

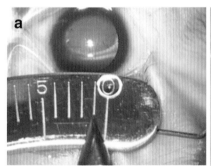
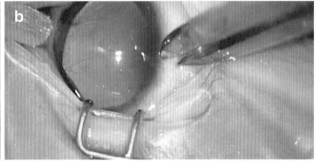
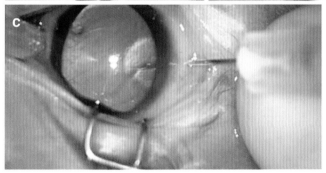

图16.4 早产儿玻璃体腔注射技术对注射部位的选择
a. 对"需要治疗ROP"的婴儿进行玻璃体腔注射，注射位点距角膜缘后1mm。
b. 用卡尺测量注射位点。c. 观察药物进入玻璃体腔。只有观察到药物被注入玻璃体腔，才认为治疗成功；这是使用手术显微镜的优势。

16.3.7　床旁注射方法

用聚维酮碘溶液消毒眼表皮肤和眼睑后，用无菌开睑器开睑，并用卡尺标记注射位点，无论是否有助手，都可以完成注射操作。如果注射操作是在没有助手的情况下进行，一只手用镊子或眼球旋转器固定住眼球；另一只手握住注射器，然后用食指推动活塞。如果注射是在有助手的情况下，一只手用镊子或眼球旋转器固定眼球，另一只手握住注射器固定，随后嘱助手推注。

16.3.8　手术室显微镜下注射方法

建议外科医生拿着注射器，助理护士推注注射器活塞。在角膜缘后1.0～1.5mm处标记巩膜位点。用30G注射针头刺穿巩膜，缓慢地向视乳头方向移动。与成人眼球相比，新生儿的晶状体非常大，新生儿晶状体比成人晶状体更易受到损伤。将手术显微镜聚焦在晶状体后，当视野中看到注射针头时，助手缓慢推注，可以观察到药物进入玻璃体腔。取出注射器，用棉签轻按压巩膜穿刺口。

16.3.9　注射后注意事项

玻璃体腔药物注射后，眼压可能会升高。尽管既往没有关于婴儿玻璃体腔注射后中央动脉阻塞的报道，但是注射后仍需要即时观察视网膜中央动脉和静脉灌注情况。此外，在眼底检查期间，有无任何新的出血或晶状体损伤都需要彻查。

16.3.10　随访检查

在注射后2～4天首次随访检查，以排除眼内炎。下一次随访为7天后。随后每周检查1次。预计注射1周后眼底病变稳定或略有改善，至少不会恶化。2周后应能清楚观察到注射后的积极效果，随访中如果出现病变恶化，3天后应再复查，如果病变持续恶化，则立即再次注射抗VEGF药物。

注射抗VEGF药物的要点

1. 雷珠单抗和贝伐单抗的最佳剂量尚未明确。
2. 最好的药物可能是雷珠单抗，因为它可能不影响全身的VEGF水平。
3. 雷珠单抗常用剂量为0.02mL（0.2mg）或0.01mL（0.1mg）。
4. 最好使用带30G注射针头的胰岛素注射器。

参考文献

[1] KOÇLUK Y, ALYAMAÇ SUKGEN E. Intravitreal anti-VEGF treatment for retinopathy of prematurity in infants with active adenoviral keratoconjunctivitis[J]. Cutan Ocul Toxicol, 2018, 37:8-15.

[2] AVERY R L, BAKRI S J, BLUMENKRANZ M S, et al. Intravitreal injection technique and monitoring: updated guidelines of an expert panel[J]. Retina, 2014, 34:S1-S18.

[3] LAWS D E, HASLETT R, ASHBY D, et al. Axial length biometry in infants with retinopathy of prematurity[J]. Eye (Lond), 1994, 8:427-430.

[4] WRIGHT L M, VRCEK I M, SCRIBBICK F W 3rd, et al. Technique for infant intravitreal injection in treatment of retinopathy of prematurity[J]. Retina, 2017, 37:2188-2190.

[5] MINTZ-HITTNER H A, KENNEDY K A, CHUANG A Z, et al. Efficacy of intravitreal bevacizumab for stage 3+ retinopathy of prematurity[J]. N Engl J Med, 2011, 364:603-615.

第六部分

治疗失败、复发、随访

17　视网膜激光光凝治疗和玻璃体腔注射抗VEGF药物治疗后复发和并发症

　　ROP附加病变抗VEGF治疗成功的定义并不明确。在BEAT-ROP研究中，"复发"是治疗结果的首要衡量标准。已知"复发"是玻璃体腔注射抗VEGF药物治疗老年性黄斑变性、视网膜中央静脉阻塞、糖尿病黄斑病变等疾病的事实，这些疾病常需要多次抗VEGF制剂注射治疗，但是这并不代表黄斑水肿复发意味着治疗失败。如果抗VEGF制剂注射治疗后ROP附加病变消退，则认为"治疗成功"。如果进一步随访期间附加病变再次出现，ROP附加病变再形成，即是病变"复发"。但这种"复发"并不是治疗失败。如果已经注射抗VEGF药物治疗，而ROP仍然没有消退且持续存在，则为"治疗失败"。这种"治疗失败"并不是病变"复发"，而是病变"迁延不愈"。

　　因此，"复发"定义为病变消退一段时间后再次出现；病变"迁延不愈"则定义为在治疗后病变没有明显消退。有时候很难区分病变"复发"和"迁延不愈"。治疗后病变持续存在定义为病变"迁延不愈"；附加病变完全消失定义为"消退"；病变消退后一段时间再次出现定义为"复发"。病变"消退"为"治疗成功"，病变"迁延不愈"即为"治疗失败"。我们把一个月内的治疗失败定义为"迁延不愈"，一个月后的治疗失败定义为"复发"（图17.1）。

　　并发症发生率是衡量ROP治疗成功与否的另一个重要指标。BEAT-ROP研究报告称，玻璃体腔注射抗VEGF药物治疗组的并发症发生率为3%，远低于视网膜激光光凝治疗组（37%）。在视网膜激光光凝治疗组中，大量患儿视网膜发生黄斑牵拉（详情见表17.1）。其他研究报告称，与视网膜激光光凝治疗组相比，玻璃体腔注射抗VEGF治疗组的视网膜脱离发生率更高。

　　上述疗效仅以组织结构或解剖结果的指标来衡量。通常我们以最终视力结果作为最重要的疗效衡量指标。正在进行的Rainbow（随机、多中心、开放标签、平行组临床试验）研究（雷珠单抗治疗ROP Ⅰ区及Ⅱ区病变）中使用了一个良好的视功能判断指标，即患儿"6岁时的视力"。但这部分数据还不完善，未来几年更多随访研究将给我们更多启发。

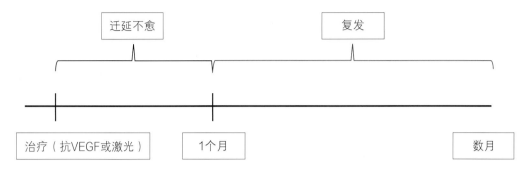

图17.1 "迁延不愈"与"复发"的定义

如果ROP 3期+在治疗后病变持续1个月，则定义为病变"迁延不愈"。

如果ROP 3期+完成治疗后病变消退，1个月后再次出现，则定义为"复发"。

表17.1 玻璃体腔注射贝伐单抗和视网膜激光光凝治疗并发症发生率的比较

并发症		
	玻璃体腔注射贝伐单抗	视网膜激光光凝治疗
黄斑牵拉	1	22
视网膜脱离	2	2
角膜混浊		1（需角膜移植）
晶状体混浊		3（需摘除晶状体）
总体	3%	37%

总结：ROP治疗效果的主要指标包括：①失败或成功；②并发症；③复发。其中复发的重要性相对低。ROP治疗的一个重要疗效指标是"治疗失败"或"成功"，具体结果可用良好的解剖结构或视功能（如6岁时的视力）进行量化评估。另一个重要的疗效指标是并发症（黄斑牵引、视网膜脱离），并发症发生率低。

玻璃体腔注射抗VEGF药物治疗的复发率高于视网膜激光光凝治疗

BEAT-ROP研究报告玻璃体腔注射抗VEGF药物治疗组的复发率低于视网膜激光光凝治疗组（详见表17.2）。但是目前发现，玻璃体腔注射抗VEGF药物治疗的复发率仍高于视网膜激光光凝治疗。

许多研究表明，玻璃体腔注射抗VEGF药物治疗的复发率约为50%。视网膜激光光凝治疗的复发率低，约为10%。

表17.2　视网膜激光光凝治疗、玻璃体腔注射贝伐单抗
和雷珠单抗治疗的复发率比较

	复发率	
	Ⅰ区	Ⅱ区
视网膜激光光凝治疗	42%	12%
	26%	
	30%	
贝伐单抗（Avastin®）	31.6%	5%
	50%	
雷珠单抗（Lucentis®）	61%	31%
	67%	

视网膜激光光凝治疗和玻璃体腔注射抗VEGF药物治疗的复发时间

视网膜激光光凝治疗组"复发"发生的时间比玻璃体腔注射抗VEGF药物治疗组早。Ⅰ区病变病例，视网膜激光光凝治疗组的复发时间为6周，玻璃体腔注射抗VEGF药物治疗组则为19周（详见表17.3）。玻璃体腔注射抗VEGF药物治疗组和视网膜激光光凝治疗组的复发时间存在明显的差异性。在大多数情况下，视网膜激光光凝治疗后的"复发"实为迁延不愈。因为完全性视网膜激光光凝治疗会使附加病变逐渐消退，只有视网膜激光光凝治疗不足才会导致病变迁延不愈。不同的是，玻璃体腔注射抗VEGF药物治疗后，ROP附加病变完全消退，随后病变再次活动"复发"（图17.1）。

表17.3　玻璃体腔注射贝伐单抗和雷珠单抗的复发时间

注射药物	复发时间
贝伐单抗（Avastin®）	11～21周（峰值在16周），最长65周
	4～35周（峰值在14周），最长69周
雷珠单抗（Lucentis®）	4～29周（高峰8.6周）

复发的危险因素

低胎龄和低体质量是ROP复发的危险因素。ROP复发组的平均出生胎龄为23.9周，明显早于未复发组（24.8周）。此外，AP-ROP组病变复发婴儿平均出生体质量为512g，明显低于ROP 3期+组婴儿平均出生体质量（638g）。

雷珠单抗（Lucentis®）的复发早于贝伐单抗（Avastin®）

越来越多的研究表明，玻璃体腔注射雷珠单抗治疗后的复发率高于贝伐单抗。最近的

研究表明，贝伐单抗复发率为31%～50%，雷珠单抗复发率为66%。

贝伐单抗：研究报告复发平均时间为14.4～16周。

雷珠单抗：Feng J观察到复发主要在8.5周（详见表17.3）。

首次玻璃体腔注射抗VEGF药物治疗时机

第1次玻璃体腔注射抗VEGF药物治疗时间，ROP I区为矫正胎龄33.8周，ROP II区为矫正胎龄35.5周（图17.2）。

第2次玻璃体腔注射抗VEGF药物治疗时机

对于雷珠单抗，第2次玻璃体腔注射治疗的平均时间为第1次注射后8周。贝伐单抗第2次注射的平均时间为第1次注射后16周，比注射雷珠单抗晚了8周（图17.2）。

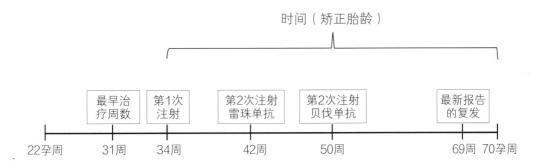

图17.2 新生儿ROP玻璃体腔注射抗VEGF药物治疗的常规时机

第3次玻璃体腔注射抗VEGF药物的时机

对于多数病例，玻璃体腔注射抗VEGF治疗仅需1次或2次。第3次注射治疗非常少见。对于 I 区病变，40%的眼仅需1次玻璃体腔注射抗VEGF治疗，60%的眼需要第2次注射治疗；对于 II 区病变，70%的眼仅需进行1次玻璃体腔注射抗VEGF治疗，30%的眼则需要进行第2次注射治疗。

17.1 视网膜激光光凝治疗后复发/复活

即使进行完全性视网膜激光光凝治疗，ROP I 区仍有可能复发。新生儿的眼球不能耐受太近后极部的视网膜激光光凝治疗，它可能会引发病变进展。根据BEAT-ROP研究，42%ROP I 区新生儿在视网膜激光光凝治疗后复发。根据ETROP研究，ROP II 区新生儿视网膜激光光凝治疗后复发率为10%；而BEAT-ROP研究的复发率为12%。ROP II 区病变复发的主要原因是视网膜激光光凝治疗不足（表17.2）。

将ROPⅠ区和ROPⅡ区病变复发病例加在一起，视网膜激光光凝治疗后复发率为26%。BEAT-ROP研究因提出视网膜激光光凝治疗的高复发率而受到质疑，但瑞典一项全国性调查研究证实了该研究结果。对瑞典全国所有治疗中心的调查显示，视网膜激光光凝治疗后（ROPⅠ区和Ⅱ区）总复发率为30%。在患者人数多的治疗中心，视网膜激光光凝治疗的复发率低，而在患者人数少的治疗中心，视网膜激光光凝治疗的复发率高。

17.2　视网膜激光光凝治疗的并发症发生率

在BEAT-ROP研究中，视网膜激光光凝治疗的并发症发生率非常高：22只眼发生了黄斑牵引，2只眼发生了视网膜脱离，3只眼需要摘除晶状体，1只眼有角膜混浊需要行角膜移植（详见表17.1）。

要点

1. 病情复发不是治疗失败。
2. 解剖学结构良好或附加病变消退，视为治疗成功。
3. 玻璃体腔注射抗VEGF药物治疗复发率高，并发症发生率低。
4. 玻璃体腔注射抗VEGF药物的"复发时间窗"较迟，需要较长时间随访。
5. 玻璃体腔注射雷珠单抗的复发时间约为8周，注射贝伐单抗的复发时间约为16周。
6. 视网膜激光光凝治疗的复发率很低(10%～30%)，并发症发生率高。
7. 视网膜激光光凝治疗的并发症发生率明显高于玻璃体腔注射抗VEGF药物治疗。
8. 视网膜激光光凝治疗复发时间早，需要治疗后短期内随访。
9. 重要提示：如果没有丰富的视网膜激光光凝治疗经验，通常选择视网膜激光光凝联合玻璃体腔注射抗VEGF药物治疗。

参考文献

[1] MINTZ-HITTNER H A, GELONECK M M, CHUANG A Z. Clinical management of recurrent retinopathy of prematurity after Intravitreal Bevacizumab monotherapy [J]. Ophthalmology, 2016, 123 (9):

1845-1855.

[2] MINTZ-HITTNER H A, KENNEDY K A, CHUANG A Z, et al. Efficacy of intravitreal bevacizumab for stage 3+ retinopathy of prematurity [J]. N Engl J Med, 2011, 364: 603-615.

[3] FENG J, QIAN J, JIANG Y, et al. Efficacy of primary Intravitreal Ranibizumab for retinopathy of prematurity in China [J]. Ophthalmology, 2017, 124 (3): 408-409.

[4] HU J, BLAIR M P, SHAPIRO M J, et al. Reactivation of retinopathy of prematurity after Bevacizumab injection [J]. Arch Ophthalmol, 2012, 130 (8): 1000-1006.

[5] EARLY TREATMENT for RETINOPATHY of PREMATURITY COOPERATIVE GROUP, GOOD W V, HARDY R J, et al. Final visual acuity results in the early treatment for retinopathy of prematurity study [J]. Arch Ophthalmol, 2010, 128 (6): 663-671.

[6] HOLMSTRÖM G, HELLSTRÖM A, JAKOBSSON P, et al. Five years of treatment for retinopathy of prematurity in Sweden: results from SWEDROP, a national quality register [J]. Br J Ophthalmol, 2016, 100 (12): 1656-1661.

[7] GARCIA GONZALEZ J M, SNYDER L, BLAIR M, et al. Prophylactic peripheral laser and fluorescein angiography after bevacizumab for retinopathy of prematurity [J]. Retina, 2018, 38 (4): 764-772.

[8] HOLMSTRÖM G, TORNQVIST K, AL-HAWASI A, et al. Increased frequency of retinopathy of prematurity over the last decade and significant regional differences [J]. Acta Ophthalmol, 2018, 96 (2): 142-148.

[9] REPKA M X, TUNG B, GOOD W V, et al. Complete resolution of large retinal fold after transection of retrolental membrane during lens-sparing vitrectomy for retinopathy of prematurity: a 15-year follow-up [J]. Retin Cases Brief Rep, 2016, 10 (1): 93-95.

[10] BAKRI S J, SNYDER M R, REID J M, et al. Pharmacokinetics of intravitreal bevacizumab (Avastin) [J]. Ophthalmology, 2007, 114: 855-859.

[11] HU Q, BAI Y, CHEN X, et al. Recurrence of retinopathy of prematurity in Zone II Stage 3+ after Ranibizumab treatment: a retropspective study [J]. Ophthalmol, 2017, 2017: 5078565.

18　Ⅰ区ROP视网膜激光光凝联合玻璃体腔注射抗VEGF药物治疗

虽然ROP治疗的总体效果有所改善，但Ⅰ区ROP的治疗，特别是AP–ROP的治疗仍然具有挑战性。相当数量的Ⅰ区ROP患者在视网膜激光光凝治疗后发生黄斑牵引、视网膜脱离或黄斑前膜等并发症。此外，Ⅰ区ROP经视网膜激光光凝治疗后可能会产生视野缩小和严重的屈光不正，例如高度近视。在过去10年，玻璃体腔注射抗VEGF药物治疗已被证实获得良好的解剖效果，尤其是在Ⅰ区ROP病例。此外，玻璃体腔注射抗VEGF单一疗法可减少屈光不正的发生。然而，抗VEGF药物的最佳剂量、对其他器官的影响，包括再治疗适应证在内的随访方案尚不清楚。

为了克服常规视网膜激光光凝和玻璃体腔注射抗VEGF药物单一疗法治疗的种种缺点，已有几项联合治疗方法的研究正在进行。视网膜激光光凝联合玻璃体腔注射抗VEGF治疗可以通过多种方式进行：①视网膜激光光凝联合玻璃体腔注射抗VEGF药物治疗；②视网膜激光光凝大部分周边部无血管区联合玻璃体腔注射抗VEGF药物治疗；③首先进行视网膜激光光凝治疗，几周后再行玻璃体腔注射抗VEGF药物治疗。

Kim及其同事比较研究玻璃体腔注射贝伐单抗（0.01mL）联合保留Ⅰ区视网膜激光光凝、玻璃体腔注射贝伐单抗联合延期视网膜激光光凝与单一常规视网膜激光光凝方法治疗1型Ⅰ区ROP患儿的解剖结构与屈光状态结果。本研究对51例1型ROPⅠ区患儿101只眼进行分析。Ⅰ组44只眼仅接受视网膜激光光凝治疗；Ⅱ组30只眼接受玻璃体腔注射抗VEGF药物联合保留Ⅰ区视网膜激光光凝治疗；Ⅲ组27只眼接受玻璃体腔注射联合延期视网膜激光光凝治疗（图18.1）。患儿平均出生胎龄为24.3±1.1周，出生体质量为646±143g。

该项研究表明，玻璃体腔注射抗VEGF药物联合视网膜激光光凝治疗、玻璃体腔注射抗VEGF药物联合延期视网膜激光光凝治疗这两种联合治疗方式的治疗组，在解剖结果上明显优于单一常规视网膜激光光凝治疗组。Ⅰ组后极部正常率为77.3%，Ⅱ、Ⅲ组均为100%（$P<0.001$），仅在Ⅰ组观察到不良解剖学结果。此外，与其他两种治疗方

法相比，玻璃体腔注射抗VEGF药物联合延期视网膜激光治疗组近视屈光不正的情况更好（图18.2）。Ⅰ组、Ⅱ组和Ⅲ组患儿12~18月龄时的平均屈光不正分别为-4.62±4.00 D、-5.53±2.21 D和-1.40±+2.19 D（P < 0.001）。

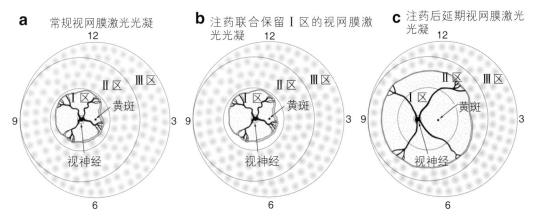

图18.1　视网膜激光光凝治疗的3种方法

a. Ⅰ组：采用单一常规视网膜激光光凝治疗，对直至锯齿缘整个视网膜无血管区进行视网膜激光光凝治疗。b. Ⅱ组：注药联合从Ⅰ区边界前缘直至锯齿缘视网膜的无血管区，进行视网膜激光光凝治疗，保留Ⅰ区边界后视网膜无血管区不行视网膜激光光凝。c. Ⅲ组：玻璃体腔注射抗VEGF药物后，视网膜血管化范围增加。对直至锯齿缘的视网膜无血管区进行视网膜激光光凝治疗。有灰色斑点的圆圈表示激光治疗所在区。

［转载自Yoon等，版权（2017），经Wolters Kluwer Health，Inc.许可］

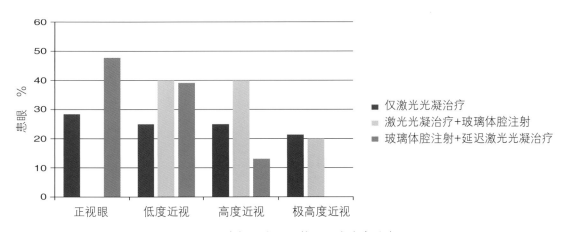

图18.2　3个组屈光不正状况及发生率分布图

12~18月龄时，3个组屈光不正等效球镜度分布情况，分为正视（<-1~1.0D）、低度近视（<-5.0~-1.0D）、高度近视（<-8.0~-5.0D）、极高度近视（≥-8.0D）。

［转载自Yoon等，版权（2017），经Wolters Kluwer Health，Inc.许可］

　　尽管该项研究存在一定的局限性，比如其属于回顾性研究（病史对比），以及非随机性，但此研究对象为同一治疗中心Ⅰ区ROP病例连续10年以上的长期随访结果。

　　综上所述，该项研究表明在Ⅰ区ROP患儿中，玻璃体腔注射抗VEGF联合视网膜激光光凝治疗，或玻璃体腔注射抗VEGF联合延期视网膜激光光凝治疗可能比单一常规视网膜激光光凝治疗有更良好的解剖结果。此外，延期视网膜激光光凝治疗联合玻璃体腔注射抗VEGF药物治疗，可能发生近视的人数较少、度数较低的屈光不正效果，该方法还可能具有更多潜在的优势，包括晚期复发的可能性较低，治疗后的检查次数较少，以及保有更多无激光光凝视网膜。

参考文献

[1] MINTZ-HITTNER H A, KENNEDY K A, CHUANG A Z, et al. Efficacy of intravitreal bevacizumab for stage 3+ retinopathy of prematurity [J]. N Engl J Med, 2011, 364:603-615.

[2] GELONECK M M, CHUANG A Z, CLARK W L, et al. Refractive outcomes following bevacizumab monotherapy compared with conventional laser treatment: a randomized clinical trial [J]. JAMA Ophthalmol, 2014, 132:1327-1333.

[3] KIM J, KIM S J, CHANG Y S, et al. Combined intravitreal bevacizumab injection and zone Ⅰ sparing laser photocoagulation in patients with zone I retinopathy of prematurity [J]. Retina, 2014, 34:77-82.

[4] YOON J M, SHIN D H, KIM S J, et al. Outcomes after laser versus combined laser and Bevacizumab treatment for Type 1 retinopathy of prematurity in zone Ⅰ [J]. Retina, 2017, 37:88-96.

19 ROP玻璃体腔注射抗VEGF药物治疗后复发

19.1 概述

与视网膜激光光凝治疗相比，玻璃体腔注射抗VEGF药物治疗ROP的潜在优势包括：更好的解剖结果（特别是Ⅰ区ROP需治疗者）；即使角膜混浊或瞳孔较小也可以完成治疗；附加病变改善更快；保有更多生理性视网膜（术后视野更大）；屈光不正发生更少。然而，也存在潜在风险，如病变复发、突发急性牵拉性视网膜脱离和全身不良反应。多个研究报告表明，部分患儿眼发生早期或晚期病变复发，需要额外补充治疗或延长随访时间。

19.2 玻璃体腔注射抗VEGF药物治疗的临床病程

玻璃体腔注射抗VEGF治疗后，Ⅰ区ROP病变病程演变通常为：1周内（常常最早1天）附加病变开始消退，增生性视网膜纤维血管组织在2~4周后消退。在接下来的几周，病情看似很稳定。有些患眼在初次治疗后2~3个月复发。复发的第一个迹象是发生前附加病变样血管异常（pre-plus-like）或形成新的"分界线"。新生血管复发可能发生在血管发育的前缘和原先"嵴"/视网膜外纤维性血管组织增生处。有些患儿的眼可能长时间（最长3年）静止后才发生病变远期复发。

19.3 复发率

表19.1列举了几个重要临床研究中玻璃体腔注射抗VEGF药物治疗ROP后的复发率。复发率并不低，但有所不同。纳入研究眼的基线特征、"复发"的定义和再治疗

标准在不同研究之间是不同的，这就限制了不同研究之间复发率的比较性。

2011年BEAT-ROP研究显示，玻璃体腔注射贝伐单抗治疗的ROPⅠ区3期伴附加病变患者的复发率明显低于接受视网膜激光光凝治疗的患者。然而，有人认为此项研究Ⅰ区ROP视网膜激光光凝治疗眼的随访时间相对较短（到矫正胎龄54周），以及复发率较高（超过40%），对该研究结论存疑。之后研究者在2016年的回顾性研究中，随访时间达到矫正胎龄至少65周，此时ROP治疗后的复发率（需要再次治疗率）为7.2%。有趣的是，研究显示AP-ROP患者复发率高（31.6%）。

2018年，Wallace等在玻璃体腔注射VEGF剂量的研究中发现，注射低剂量贝伐单抗与是否需要再治疗并无相关性。然而，该研究的样本量尚不足以验证这一假设；与BEAT-ROP研究中较高剂量贝伐单抗（0.625mg）治疗相比较，此研究的总复发率更高。

玻璃体腔注射雷珠单抗治疗眼的复发率可高于注射贝伐单抗治疗眼的复发率，这可能是因为雷珠单抗的半衰期较短。而在由Chen等和Gunay等进行的系列病例对照研究中，注射雷珠单抗治疗组和注射贝伐单抗治疗组两者之间的ROP再治疗率没有差别。另外两个小数量病例系列研究提示注射雷珠单抗治疗ROP复发率较高。因此，有必要进一步研究比较论证玻璃体腔注射抗VEGF药物间的复发率和安全性。

19.4 复发时间

2016年，Mintz-Hittner等在一项对241例（471只眼）ROP患儿（包含已纳入BEAT-ROP研究的患者）玻璃体腔注射贝伐单抗治疗的回顾性研究中，发现病例复发率为8.3%（20/241），患眼复发率为7.2%（34/471）。治疗后复发危险期为矫正胎龄45～55周，平均复发时间为矫正胎龄51.2±4.6周，两次治疗平均间隔时间为16.2±4.4周。

2018年的CARE-ROP研究中，注射0.12mg雷珠单抗组首次治疗到再次治疗的平均时间为87±18天，0.20mg雷珠单抗组为53±3天。0.20mg雷珠单抗组中有一例患儿在首次治疗后71天需要第2次注射治疗。

表19.1　几项主要临床研究中ROP抗VEGF药物治疗后的复发率

作者和出版年份	研究设计	抗血管内皮生长因子，剂量	眼睛数量	抗血管内皮生长因子治疗的适应证	随访时间	复发率/%	复发的定义
Wallace et al. 2018（PEDIG）	一项首法剂量递减研究	贝伐单抗 0.250mg	11			18[a]	"早期失败"定义为注射后3～5天没有改善，或ROP I 型复发或出现严重到需要额外治疗的严重新生血管；"晚期复发"定义为Plus病复发或新生血管形成，促使研究人员在用4周后进行额外治疗
		0.125mg	16	I 期ROP	直到矫正年龄6个月	25[a]	
		0.063mg	24			33[a]	
		0.031mg	10			0[a]	
		合计	61			23[a]	
Mintz-Hittner et al. 2011（BEAT-ROP study）	随机对照试验	贝伐单抗 0.625mg	31	I 区，3期+ROP	矫正胎龄54周	6	单眼或双眼视网膜血管新生需要再治疗的复发
			39	II 区，3期+ROP		5	
Mintz-Hittner et al. 2016	回顾性病例系列（包括BEAT-ROP患者）	贝伐单抗 0.625mg	471	I 期ROP	矫正胎龄65周	7.2（在AP-ROP中为31.6%）	复发型ROP I 期
Stahl et al. 2018（CARE-ROP）	随机，双盲试验	贝伐单抗 0.12mg，0.20mg	18	I 区ROP1 期（包括AP-ROP）或 II 区3期+ ROP	直到首次治疗后24周	22.2	严重到需要再治疗的复发
			14			28.6	

a. 复发包括"早期失败"和"晚期复发"。

参考文献

[1] DARWISH D, CHEE R I, PATEL S N, et al. Anti-Vascular endothelial growth factor and the evolving management paradigm for retinopathy of prematurity [J]. Asia Pac J Ophthalmol （Phila）, 2018, 7: 136-144.

[2] MINTZ-HITTNER H A, GELONECK M M, CHUANG A Z. Clinical management of recurrent retinopathy of prematurity after Intravitreal Bevacizumab monotherapy [J]. Ophthalmology, 2016, 123: 1845-1855.

[3] SNYDER L L, GARCIA-GONZALEZ J M, SHAPIRO M J, et al. Very late reactivation of retinopathy of prematurity after monotherapy with Intravitreal Bevacizumab [J]. Ophthalmic Surg Lasers Imaging Retina, 2016, 47: 280-283.

[4] HAJRASOULIHA A R, GARCIA-GONZALES J M, SHAPIRO M J, et al. Reactivation of retinopathy of prematurity three years after treatment with Bevacizumab [J]. Ophthalmic Surg Lasers Imaging Retina, 2017, 48: 255-259.

[5] MINTZ-HITTNER H A, KENNEDY K A, CHUANG A Z, et al. Efficacy of intravitreal bevacizumab for stage 3+ retinopathy of prematurity [J]. N Engl J Med, 2011, 364: 603-615.

[6] WALLACE D K, DEAN T W, HARTNETT M E, et al. A dosing study of Bevacizumab for retinopathy of prematurity: late recurrences and additional treatments [J]. Ophthalmology, 2018, 125: 1961-1966.

[7] CHEN S N, LIAN I, HWANG Y C, et al.Intravitreal anti-vascular endothelial growth factor treatment for retinopathy of prematurity: comparison between Ranibizumab and Bevacizumab [J]. Retina, 2015, 35: 667-674.

[8] GUNAY M, SUKGEN E A, CELIK G, et al. Comparison of Bevacizumab, Ranibizumab, and laser photocoagulation in the treatment of retinopathy of prematurity in Turkey [J]. Curr Eye Res, 2017, 42: 462-469.

[9] STAHL A, KROHNE T U, ETER N, et al. Comparing alternative Ranibizumab dosages for safety and efficacy in retinopathy of prematurity: a randomized clinical trial [J]. JAMA Pediatr, 2018, 172: 278-286.

20　如何处理视网膜激光光凝治疗或玻璃体腔注射抗VEGF药物治疗后ROP迁延不愈

一般来说，ROP视网膜激光光凝治疗或玻璃体腔注射抗VEGF治疗1周后，视网膜病变可能无变化或改善，但不会恶化。2周后，视网膜病变应该会有所改善。

如果病情没有改善，那么就要考虑ROP病变迁延不愈。这种情况下，需要在3天后安排一次彻底的眼底检查，必要时在全身麻醉下进行。此时完成病情评估很重要：ROP目前处于哪一期？有无视网膜脱离？接下来需要思考的是：为什么会出现ROP病变迁延不愈的情况？初始治疗失败吗？在玻璃体腔注射抗VEGF药物眼，药物有无进入眼内？在视网膜激光光凝治疗眼，是否存在视网膜激光光凝治疗不足？是否存在视网膜病变"遗漏区"？

以上的情况，应该如何应对呢？如果不在ROP治疗临床中心，则需立即将新生儿转至临床中心进行病情评估和进一步治疗。如果身处ROP治疗临床中心，则安排全身麻醉下检查/治疗。如果检查发现存在视网膜激光光凝治疗后"遗漏区"，则补充完全视网膜激光光凝治疗和/或玻璃体注射抗VEGF药物治疗。如没有发现视网膜激光光凝"遗漏区"，则在颞侧病变"嵴"后缘补充两排激光光凝。如果颞侧"嵴"附近有局部视网膜脱离，则补充视网膜激光光凝联合玻璃体腔注射抗VEGF药物治疗。治疗后的随访流程如图20.1所示。

通常情况下，视网膜病变在治疗2周后消退。如果视网膜病变迁延不愈或病情进展，则立即安排全身麻醉下检查。观察到视网膜平伏、无脱离征象，可以补充完全视网膜激光光凝治疗及联合玻璃体腔注射抗VEGF药物治疗。如果视网膜脱离仍然存在（4A期），则进行保留晶状体的玻璃体切割术或巩膜环扎手术。对4A期ROP病例的系统随访和治疗流程，见图20.2。

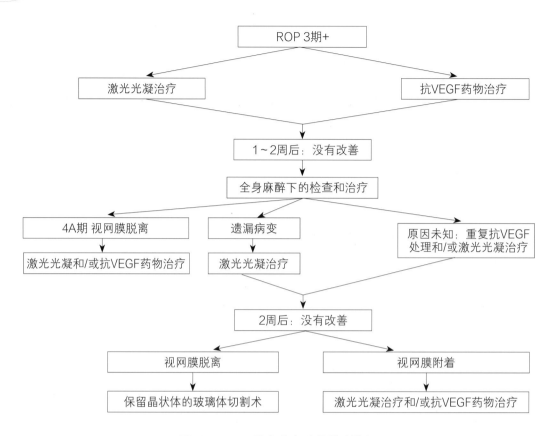

图20.1　ROP首次治疗后的随访流程

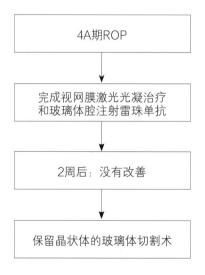

图20.2　4A期ROP病变的治疗流程

20.1 ROP治疗中心和非治疗中心对ROP 3期+病变的治疗原则

视网膜激光光凝治疗技术操作并非易事。ROP非治疗中心的视网膜激光光凝治疗质量很差,有证据表明,非治疗中心的视网膜激光光凝治疗复发率高达30%。如果这30%的ROP新生儿必须接受第2次视网膜激光光凝治疗,那就说明并不是所有ROP患儿的病变都会消退,有些会发展为黄斑牵拉或视网膜脱离;BEAT-ROP研究显示非治疗中心视网膜激光光凝治疗并发症的发生率高达37%。与非治疗中心相比,在ROP治疗中心进行视网膜激光光凝治疗的复发率极低,因此并发症也极低。

对于玻璃体腔注射抗VEGF药物的ROP治疗来说,情况并非如此。经ROP治疗中心和非治疗中心的治疗后,并发症发生率都非常低(此为回顾性研究,未发表结果)。究其原因,玻璃体腔注射抗VEGF药物在手术操作上很容易,玻璃体腔注射药物的疗效不依赖操作者;但视网膜激光光凝治疗取决于医生操作的熟练程度及经验。

因此,根据是否在ROP治疗中心实施治疗,我们建议两种不同的方案。视网膜激光光凝治疗只能在治疗中心进行,因为其操作难度很大,需要大量的培训。相比之

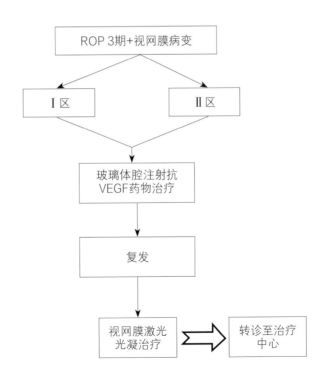

图20.3 ROP非治疗中心治疗流程

只对ROPⅠ区和Ⅱ区病例进行玻璃体腔注射抗VEGF药物治疗,若病变复发,需转诊至治疗中心进行视网膜激光光凝治疗。

下，非治疗中心应该只进行玻璃体腔注射抗VEGF药物治疗，而不进行视网膜激光光凝治疗。如果需要视网膜激光光凝治疗，患者可以转诊到ROP治疗中心。

　　ROP非治疗中心的治疗流程见图20.3。

　　ROP治疗中心的治疗流程见图20.4。

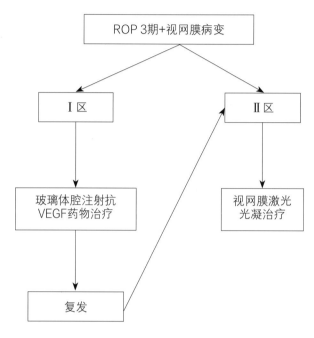

图20.4　ROP治疗中心治疗流程

治疗中心进行玻璃体腔注射抗VEGF药物和视网膜激光光凝治疗。对于Ⅰ区ROP病例，进行玻璃
体腔注射抗VEGF药物治疗；对于Ⅱ区ROP病例，建议进行视网膜激光光凝治疗。

　　图20.4描述的是乌普萨拉大学（University of Uppsala）ROP治疗中心的治疗流程。该治疗中心对Ⅰ区ROP的附加病变进行玻璃体腔注射抗VEGF药物治疗，对Ⅱ区ROP病变进行视网膜激光光凝治疗。如果进行玻璃体腔注射抗VEGF药物治疗后病变复发，会进行视网膜激光光凝治疗；而其他治疗中心会再次进行玻璃体腔注射抗VEGF药物治疗。在Ⅱ区进行视网膜激光光凝治疗的方法，已经在ETROP研究中确认。

　　以下为治疗中心处理过的典型病例：

一般病史：

　　一名孕妇在妊娠第21周时进行羊膜穿刺术，以排除胎儿唐氏综合征。1周后，她出现宫缩，生下胎龄22周早产儿。

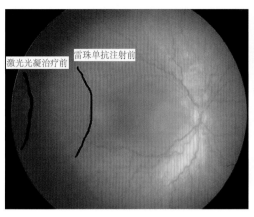

图20.5　右眼：眼底彩照

矫正胎龄43周。ROPⅡ区病变复发。图示
玻璃体腔注射雷珠单抗前和视网膜激光
光凝治疗前"嵴"位置。

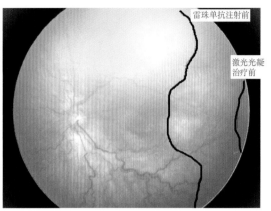

图20.6　左眼：眼底彩照

矫正胎龄43周。ROPⅡ区病变复发。图示
玻璃体腔注射雷珠单抗前和视网膜激光
光凝治疗前"嵴"位置。

眼部病史：

　　新生儿从矫正胎龄31周时开始接受筛查。矫正胎龄33周时，诊断为ROPⅠ区伴附加病变。双眼行玻璃体腔注射雷珠单抗，注射后双眼病变迅速改善：附加病变、新生血管和出血消退。在矫正胎龄43周复查中发现病变复发（图20.5至图20.7）。此时视网膜病变已从Ⅰ区发展到Ⅱ区（图20.5，图20.6），遂对双眼进行视网膜激光光凝治疗（图20.8）。附加病变在2～3周内消退（图20.8，图20.9）。

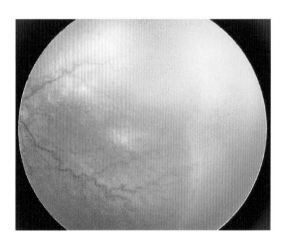

图20.7　左眼：眼底彩照

矫正胎龄43周，ROPⅡ区"嵴"清晰可见。

　　注意：如果没有丰富的间接检眼镜视网膜激光光凝治疗的临床经验，那么一定要在同一时间行联合治疗，即视网膜激光光凝治疗联合玻璃体腔注射抗VEGF药物治疗，可以避免许多并发症。

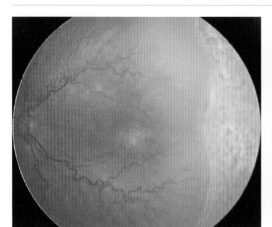

图20.8　左眼：眼底彩照

矫正胎龄45周。视网膜无血管区接受完全视
网膜激光光凝治疗。附加病变仍然存在，但
没有恶化迹象。曾考虑行玻璃体腔注射抗
VEGF药物治疗，但在接下来的1周里，附加
病变明显减轻。

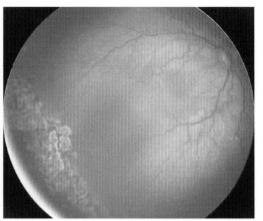

图20.9　右眼：眼底彩照

矫正胎龄45周。视网膜无血管区完全视网膜激
光光凝治疗。附加病变消退。

参考文献

［1］HOLMSTRÖM G, HELLSTRÖM A, JAKOBSSON P, et al. Five years of treatment for retinopathy of prematurity in Sweden: results from SWEDROP, a national quality register［J］. Br J Ophthalmol, 2016, 100（12）:1656-1661.

［2］MINTZ-HITTNER H A, KENNEDY K A, CHUANG A Z, et al. Efficacy of intravitreal bevacizumab for stage 3+ retinopathy of prematurity［J］. N Engl J Med, 2011, 364:603-615.

［3］MINTZ-HITTNER H A, GELONECK M M, CHUANG A Z. Clinical management of recurrent retinopathy of prematurity after intravitreal bevacizumab monotherapy［J］. Ophthalmology, 2016, 123（9）:1845-1855.

Part7

Surgery

第七部分

手术

21　4A期和4B期ROP保留晶状体的玻璃体切割术

采用保留晶状体的玻璃体切割术（lens-sparing vitrectomy，LSV），ROP视网膜脱离的手术治疗效果显著提高。由于在儿童患者中，晶状体摘除会抑制视觉发育，发生无晶状体青光眼，所以LSV是儿童首选的手术方法。

如果存在广泛眼前节纤维性血管增殖膜，则有必要摘除晶状体以免诱发视网膜撕裂（详见第24章）。

幼儿的巩膜比成人更柔软也更容易发生切口渗漏，因此在所有儿童眼玻璃体手术中，选择使用造成最小巩膜切口的27G玻璃体切割手术系统。将套管针垂直刺入眼内而不选择板层刺入，因为其存在损伤幼儿晶状体的风险。如果使用23G或25G的套管，则需要缝合巩膜切口；使用27G套管则无需缝合巩膜切口；同时没有缝线的巩膜切口术后恢复更快。

21.1　新生儿眼球生理学

新生儿眼睫状体平坦部发育不完全，甚至几乎不存在平坦部。新生儿在34周胎龄时眼轴长为16mm，在40周胎龄时眼轴长为17mm。新生儿周边部视网膜位于睫状突后。由于几乎不存在睫状体平坦部，巩膜穿刺口的位置离角巩膜缘更近，因此应在距角巩膜缘后1.0～1.5mm处进行巩膜穿刺（表21.1）。在新生儿眼中，晶状体在眼球体积中所占比例大。由于晶状体较大，巩膜穿刺位置狭小，手术器械仅能通过狭细的套管通道操作。

在玻璃体腔插入视网膜器械或进行玻璃体腔注射药物等操作时，需要格外小心，以避免操作时损伤晶状体、牵拉玻璃体基底部和损伤视网膜。新生儿的玻璃体是完整的，也未发生玻璃体变性，且与视网膜紧密附着；发生玻璃体后脱离的概率实际上非常小。如果手术中试图使玻璃体后脱离，就有可能造成视网膜裂孔。

表21.1　巩膜切开位置与年龄的关系

年龄	0	1~6月	6~12月	1~3岁	3~6岁	6~18岁	成人有晶状体眼	成人人工晶状体眼
巩膜切开部位（mm）	1.0	1.5	2.0	2.5	3.0	3.5	4.0	3.5

21.2　ROP继发性视网膜脱离

ROP继发性视网膜脱离属于牵拉性视网膜脱离，不属于孔源性视网膜脱离（图21.1）。由于不存在视网膜裂孔，术中不需要进行眼内填充，术后也无需取特殊体位。此时，LSV的手术目的是去除玻璃体对视网膜的牵拉。

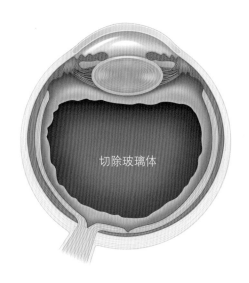

图21.1　ROP继发性视网膜脱离图示

属于牵拉性视网膜脱离。若切除中轴部玻璃体，视网膜会重新复位附着。

脱离的视网膜会在手术后几天内重新复位附着。此外，需要玻璃体腔注射抗VEGF药物以减少血管活性，去除发生牵拉性视网膜脱离的病理因素。在药物选择上通常更多使用雷珠单抗，因为与贝伐单抗相比，前者在血清中的半衰期更短。

值得注意的是，应尽可能避免摘除婴幼儿晶状体，以免术后发生严重弱视。

21.3　手术时机

　　ROP手术时机的选择至关重要。对ROP，为避免视网膜病变进展，严谨的筛查尤为重要。我们仅对4A期ROP（视网膜脱离，未累及黄斑）和4B期（视网膜脱离，累及黄斑）者手术。治疗流程如图21.2所示。4B期ROP需要立即手术，而对于4A期ROP，可以首先采用玻璃体腔注射抗VEGF治疗。如果病情继续进展则进行LSV。对5期ROP患儿，不做手术治疗的原因是其手术治疗效果很差，故不采用。总的来说，手术治疗时机不能太晚，病变程度越高，手术失败的风险越高，并且出现术后并发症的风险也越高。因此，尽量选择在4A期ROP进行手术。

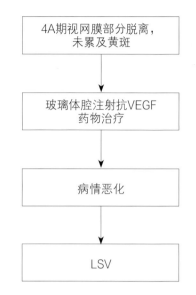

图21.2　4A期视网膜脱离的治疗流程
若进展至4B期，立即行手术治疗。

21.4　4A期和4B期ROP视网膜脱离术后解剖及视功能预后

　　新生儿ROP视网膜脱离手术治疗后的效果令人失望。手术后不仅解剖学复位结果差，视功能结果更差。ETROP研究术后6年随访的结果表明，4A期ROP视网膜脱离患者中只有10%的患儿拥有可用视力，4B期ROP和5期ROP无一例患儿有此视力。

　　ETROP研究包括401名患儿（共802只眼），89只眼（11%）发生视网膜脱离。70只眼完成长达6年的追踪随访，其中28只眼（40%）为4A期，14只眼（20%）为4B期，13只眼（19%）为5期。70只眼中，50只眼（71%）行玻璃体切割手术，术后17只眼（34%）出现黄斑区视网膜附着；9只眼（13%）行巩膜扣带术，术后6只眼（67%）出现黄斑区视网膜附着；11只眼（16%）未行手术仅进行临床观察，最终只有2只眼（18%）出现黄斑区视网膜附着。依ROP分期行视网膜脱离分析，玻璃体切割术后随访6年，4A期ROP患儿中有31%者出现黄斑区视网膜附着；4B期ROP患儿中有60%者出现黄斑区视网膜附着；5期ROP患儿黄斑区视网膜附着率为0%。就视功能结果而言，只有4A期ROP视网膜脱离手术获有用视力：10% 4A期ROP患儿术后视力 > 0.1。

　　结论　如果ROP患儿出现视网膜脱离，那么最好的手术时机就是4A期ROP（即视网膜脱离未累及黄斑）。一旦出现黄斑视网膜脱离（即4B期ROP），手术预后很差。因此，4A期ROP是最佳手术治疗时机。

21.5 手术

早产儿玻璃体切割手术难度大，必须避免发生晶状体损伤，避免触碰或撕裂视网膜。术中若因晶状体损伤而需要摘除，可能导致严重弱视。手术引起视网膜损伤或撕裂形成裂孔，则会导致视网膜脱离，导致失明。手术时，插入套管针和操作器械时要格外小心，垂直巩膜插入套管针，器械朝向视乳头位置切除中轴部和周边部玻璃体。术中避免诱发玻璃体后脱离。手术过程中尽量不要太靠近视网膜进行操作，以免发生视网膜撕裂。术毕不需眼内填充。

21.5.1 手术步骤（表21.1，图21.1至图21.4）

手术仪器

（1）三通道27G套管系统。

（2）120D透镜。

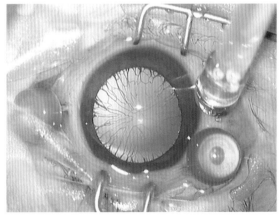 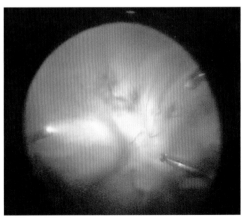

图21.3　矫正胎龄34周，新生儿眼行27G保留晶状体的玻璃体切割术。可见晶状体后增殖性血管膜

图21.4　4B期ROP视网膜脱离

药物

·雷珠单抗，或者贝伐单抗

眼内填充物

· 无

手术步骤

（1）置放三通道27G套管系统。

（2）切除中轴部玻璃体。

（3）切除周边部玻璃体。

（4）必要时行空气眼内填充。

（5）拆除两个套管针和灌注管。

（6）注射0.05mL雷珠单抗。

（7）取出最后一个套管针。

21.5.2　手术步骤图示（图21.3至图21.7）

1.　置放三通道27G套管系统。

在角巩膜缘后1.0~1.5mm巩膜插入套管针。为避免损伤晶状体，需要将套管针朝向视乳头的方向，垂直插入眼球内（图21.3）。保持巩膜切口水密后，将灌注管连接到灌注套管针，打开灌注前，再次确认套管针是否位于玻璃体腔内。

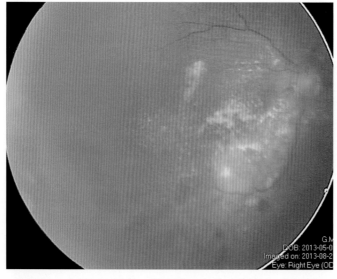

图21.5　术后14天随访，视网膜已复位（与图21.4同眼）

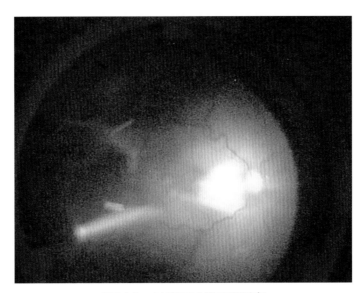

图21.6 4A期ROP视网膜脱离

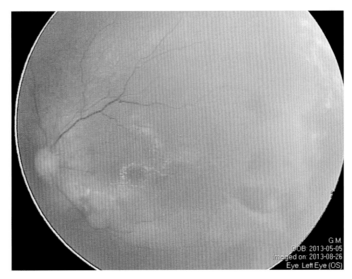

图21.7 术后14天随访,视网膜已复位(与图21.6同眼)

手术要点

小儿玻璃体切割术中灌注套管定位:灌注套管倾转至晶状体时会导致灌注管阻塞,严重时会引起低眼压伴脉络膜脱离。因此,在手术过程中要经常观察灌注管位置。

2. 中轴部玻璃体切割术和周边部玻璃体切割术。

3. 切除周边部玻璃体。

将器械朝视乳头方向小心插入。需要注意的是，新生儿晶状体比成人晶状体大得多（晶状体/眼球比），因此首先切除中轴部玻璃体，然后再切除周边部玻璃体。玻璃体切割最大范围仅达赤道部（图21.1，图21.4，图21.6）。手术过程中器械与视网膜保持一段安全距离，避免触碰视网膜。如造成医源性视网膜裂孔，需要封闭裂孔。

4. 眼内填充。

如无视网膜裂孔，通常不需要进行眼内填充。玻璃体出血时，建议使用空气填充。

5. 移除两个套管针。

取出第一个器械套管针，然后取出连接灌注管的套管针，无需缝合垂直巩膜的穿刺口。

6. 注射0.05mL雷珠单抗。

将27G玻璃体切割头回吸管（27G backflush cannula）连接装有雷珠单抗的注射器，经第二个器械套管针将0.05mL雷珠单抗注入玻璃体腔内。

> **手术要点**
>
> ROP抗VEGF药物治疗剂量：由于药物半衰期在无玻璃体眼比有玻璃体眼更短，建议选择注射成人剂量雷珠单抗。当然，也可以选择玻璃体腔注射0.1mL贝伐单抗。

7. 取出器械套管针。

进行玻璃体腔注射药物后观察，若没有药物通过套管口反流出眼外，取出最后一个器械套管针。

21.6 并发症

（1）灌注管可能向晶状体旋转引起灌注不畅，导致脉络膜脱离。

（2）术中发生医源性视网膜裂孔将不可避免地导致无法治愈的视网膜脱离。

（3）损伤晶状体后如进行晶状体切除术，最终可引起弱视。

21.7 常见问题

问：玻璃体切割后视网膜会重新附着吗？

答：会。由于新生儿玻璃体是完整的，视网膜血管活跃会引起玻璃体炎性收缩，导致视网膜牵拉和脱离。在切除玻璃体后，玻璃体腔注射抗VEGF药物降低血管活跃程度，几天内视网膜就会重新附着。

21.8 病例报道

见图21.3至图21.7。

新生儿 ROP 3期+，矫正胎龄36周时接受视网膜激光光凝治疗。1周后，双眼出现视网膜脱离。右眼为4B期ROP、后极部视网膜渗出和大量视网膜下出血；左眼为4A期ROP。

将3个27G套管腔为0.4mm的套管针分别在角巩膜缘后1mm巩膜位点垂直（非板层）插入玻璃体腔，切除中轴部和周边部玻璃体。采用EVA型玻璃体切割机（DORC），调节切除速度至7000次/分，负压500mmHg，术毕玻璃体腔注射贝伐单抗0.65mg。手术过程中未诱发玻璃体后脱离，无视网膜脱离，无需眼内填充，取出套管针后也无需缝合巩膜切口。每只眼手术时间均少于20min。

术后第1天，患儿双眼结膜无充血，眼压正常。左眼视网膜完全附贴，右眼视网膜部分附着。随访第14天，双眼周边部和后极部视网膜附着（图21.5，图21.7）。

参考文献

［1］CAPONE A JR, TRESE M T. Lens-sparing vitreous surgery for tractional stage 4A retinopathy of prematurity retinal detachments［J］. Ophthalmology, 2001, 108（11）: 2068-2070.

［2］HUBBARD G B 3rd, CHERWICK D H, BURIAN G. Lens-sparing vitrectomy for stage 4 retinopathy of prematurity［J］. Ophthalmology, 2004, 111（12）: 2274-2277.

［3］HARTNETT M E. Features associated with surgical outcome in patients with stages 4 and 5 retinopathy of prematurity［J］. Retina, 2003, 23（3）: 322-329.

［4］JOSHI M M, TRESE M T, CAPONE A JR. Optical coherence tomography findings in stage 4A retinopathy of prematurity: a theory for visual variability［J］. Ophthalmology, 2006, 113（4）: 657-660.

［5］ KONO T, OSHIMA K, FUCHINO Y. Surgical results and visual outcomes of vitreous surgery for advanced stages of retinopathy of prematurity［J］. Jpn J Ophthalmol, 2000, 44（6）: 661 - 667.

［6］ LAKHANPAL R R, SUN R L, ALBINI T A, et al. Anatomic success rate after 3-port lens-sparing vitrectomy in stage 4A or 4B retinopathy of prematurity［J］. Ophthalmology, 2005, 112（9）: 1569 - 1573.

［7］ LAKHANPAL R R, SUN R L, ALBINI T A, et al. Visual outcomes after 3-port lens-sparing vitrectomy in stage 4 retinopathy of prematurity［J］. Arch Ophthalmol, 2006, 124（5）: 675 - 679.

［8］ MOSHFEGHI A A, BANACH M J, SALAM G A, et al. Lens-sparing vitrectomy for progressive tractional retinal detachments associated with stage 4A retinopathy of prematurity［J］. Arch Ophthalmol, 2004, 122（12）: 1816 - 1818.

［9］ MOSHFEGHI A A, AWNER S, SALAM G A, et al. Excellent visual outcome and reversal of dragging after lens sparing vitrectomy for progressive tractional stage 4a retinopathy of prematurity retinal detachment［J］. Retina, 2004, 24（4）: 615 - 616.

［10］ PRENNER J L, CAPONE A JR, TRESE M T. Visual outcomes after lens-sparing vitrectomy for stage 4A retinopathy of prematurity. Ophthalmology［J］. 2004, 111（12）: 2271 - 2273.

［11］ REPKA M X, TUNG B, GOOD W V, et al. Outcome of eyes developing retinal detachment during the Early Treatment for Retinopathy of Prematurity Study（ETROP）［J］. Arch Ophthalmol, 2006, 124（1）: 24 - 30.

［12］ REPKA M X, TUNG B, GOOD W V, et al. Outcome of eyes developing retinal detachment during the Early Treatment for Retinopathy of Prematurity study［J］. Arch Ophthalmol, 2011, 129（9）: 1175 - 1179.

［13］ TRESE M T, DROSTE P J. Long-term postoperative results of a consecutive series of stages 4 and 5 retinopathy of prematurity［J］. Ophthalmology, 1998, 105（6）: 992 - 997.

22　4A期和4B期ROP巩膜扣带术

非孔源性视网膜脱离，没有视网膜裂孔需要封闭，因此巩膜扣带术不是最佳治疗方法。扣带顶压巩膜将视网膜色素上皮贴向视网膜。顶压后视网膜再附着是一个缓慢的过程，可能需要数周时间。与之不同的是，玻璃体切割术是治疗ROP视网膜脱离的有效方法，切除引起牵拉的玻璃体后视网膜就可以重新附着。玻璃体切割术后的愈合过程很快，视网膜复位仅需几天时间。

如果是仅有颞侧视网膜脱离的4A期ROP，那么行节段性巩膜扣带术即可。如果是视网膜脱离同时累及鼻侧和颞侧的4A期ROP，那么必须行巩膜环扎术。

节段性巩膜扣带术：环状剪开颞侧180°球结膜，缝线提吊上直肌、外直肌、下直肌。取左眼2点至4点位，右眼8点至10点位，将节段巩膜扣带缝线固定在赤道部巩膜上。

巩膜环扎术：360°剪开球结膜，缝线提吊四条直肌。用非吸收缝线在赤道部巩膜上固定好一条宽2.5mm环扎带。用30G针头角膜穿刺并抽吸微量房水，低眼压状态下收紧固定环扎带。

巩膜环扎术治疗视网膜脱离，解剖复位需要几周，解剖复位效果相对乐观，但术后视功能差。环扎带术后可引起大约10D高度近视，降低眼血流量。环扎带必须在手术6个月后拆除或切断，以免抑制新生儿眼球生长发育。如果在6个月后拆除或松解环扎带，则近视可减少到-5D。

病例报道

一例4期ROP新生儿仅左眼接受巩膜环扎带术，其术后屈光不正，右眼+1.5D，左眼-12D，且左眼伴内斜视和弱视。10个月后，患儿拆除左眼环扎带，屈光不正度数降至-11D。结论：巩膜环扎术后，过迟拆除环扎带会导致高度近视。

参考文献

［1］ LINCOFF H, STOPA M, KREISSIG I, et al. Cutting the encircling band［J］. Retina, 2006, 26（6）: 650‑654.

23　玻璃体后牵拉综合征

儿童视网膜血管增生性疾病（如早产儿视网膜病变和家族性渗出性玻璃体视网膜病变），视网膜脱离可伴有视网膜渗出和牵拉性组织产生。婴幼儿玻璃体后界膜与视网膜连接紧密，玻璃体后界膜收缩可能引起牵拉性视网膜脱离。

玻璃体后牵拉综合征可能发生在首次玻璃体切割术后。首次手术切除玻璃体而没在短时间内发生玻璃体后脱离（图23.1a），术后几周可能出现玻璃体后脱离（图23.1b）。后脱离的玻璃体后界膜发生收缩，导致牵拉性视网膜脱离。在强烈牵拉的情况下，可能会发生视网膜下出血（图23.1b，图23.2）。

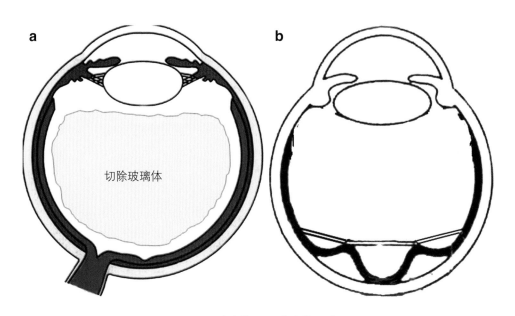

图23.1　玻璃体后界膜牵拉示意图

a. 中轴部玻璃体切除后眼内状态。b.玻璃体后脱离与后界膜收缩，牵引性视网膜脱离。

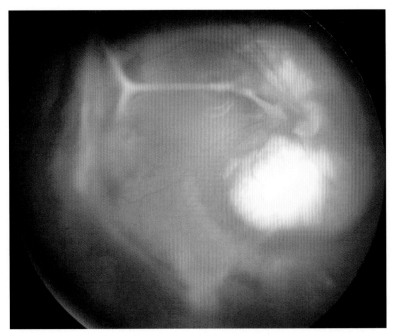

图23.2　玻璃体后牵拉综合征

玻璃体后脱离及后界膜收缩。该病例发生复发性视网膜脱离
（4B期ROP）伴视网膜下出血。

手术治疗

如发生上述情况，需立即安排第二次玻璃体切割术，建议使用25G或27G玻璃体切割系统。切除后部玻璃体和玻璃体后界膜，在玻璃体腔再次注射抗VEGF药物。因可能导致视网膜裂孔，不建议完全切除后玻璃体。非必要时无需行晶状体摘除术，也无需空气填充。

参考文献

[1] JOSHI M M, CIACCIA S, TRESE M T, et al. Posterior hyaloid contracture in pediatric vitreo retinopathies [J]. Retina, 2006, 26 (7 Supplement):S38-41.

24　4A期和4B期ROP伴增殖性纤维性血管膜的视网膜脱离

　　一小部分ROP新生儿中，可能会发生由纤维性血管膜增殖引起的牵拉性视网膜脱离（图24.1至图24.3）。这些纤维性血管膜从周边部视网膜延伸到晶状体后，将视网膜向前牵拉至晶状体和睫状体，甚至能占据玻璃体腔更多位置（图24.1）。

　　占据多个钟点位的纤维性血管膜缩小了手术操作空间，甚至由于手术入口空间太窄或封闭，可能无法插入套管针。此时的手术目的是去除纤维性血管膜牵引以松弛平伏视网膜，同时保留晶状体并避免视网膜裂孔形成。然而，实际上在这些复杂病例中，往往需要进行晶状体摘除术。手术难度大，患儿术后效果不佳。

　　可能需要用到的两种外科技术：①用玻切头去除纤维血管膜；②用显微手术刀去除纤维血管膜。

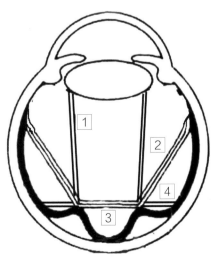

图24.1　进展期ROP的牵拉图示
①从"嵴"到晶状体；②从视网膜到睫状体；③从"嵴"到"嵴"；④从"嵴"到视网膜。

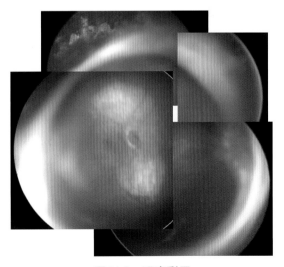

图24.2　眼底彩照
从"嵴"向晶状体后增生的纤维血管膜占据颞侧、上方和鼻侧。套管针只能插入下方。这种情况下最好摘除晶状体。

1. 用玻切头去除纤维血管膜（图24.4至图24.6）。

已形成从视网膜到晶状体后的纤维性血管膜时，再进行玻璃体切割将非常困难。隆起的视网膜皱襞从"嵴"起端呈桥状黏附在晶状体后囊膜上，这些膜使得套管针难以插入。首先用双目间接检眼镜检查并确定膜的位置，然后将套管针插入无纤维性血管膜的空间，常位于眼的鼻侧。如果无法找到套管针入口，则必须进行晶状体切除术。手术时，先切除中轴部玻璃体，然后去除纤维性血管膜。

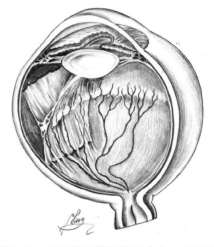

图24.3　ROP纤维增殖膜延伸走向示意图
从视网膜无血管区"嵴"增生的纤维性
血管膜向前延伸至晶状体后。
（Dr.Antoni Firoz绘）

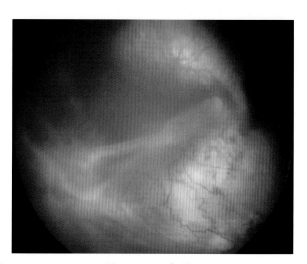

图24.4　眼底彩照
4B期ROP视网膜脱离，伴有视网膜下出血，
以及从视网膜无血管区"嵴"到晶状体后的
纤维性血管膜。

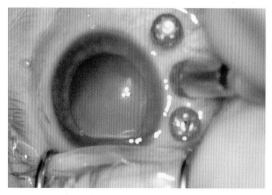

图24.5　手术套管针插入位置
无法在颞侧插入套管针，所有的套管针安置
在鼻侧（与图24.3同一只眼）。

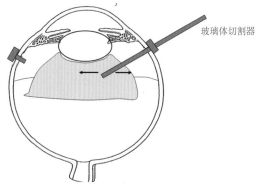

图24.6　将套管针插入无纤维血管膜
区域，用玻璃体切割头去除纤维性血管膜

2. 用玻璃体视网膜显微手术刀去除纤维性血管膜（图24.7）。

使用玻璃体视网膜显微刀片去除纤维性血管膜，可以避免部分并发症。穿刺巩膜后，细心地将显微手术刀片置于视网膜和晶状体后囊之间的空隙。使用显微手术刀片锐性分离，切除"嵴"延伸到眼前节的增殖膜，消除视网膜的向前牵引力，松弛后部视网膜。然后以巩膜切开点为中心点，显微手术刀片在平行于晶状体后囊的手术空间内进行扫动，或者像锯子一样滑动以解除任何纤维性血管膜引起的视网膜牵引力，扩大手术空间，从而获得足够的玻璃体切割操作区域。其后去除沿视网膜表面的增殖膜。在此操作过程中，需要谨慎避免损伤晶状体或造成医源性视网膜裂孔。

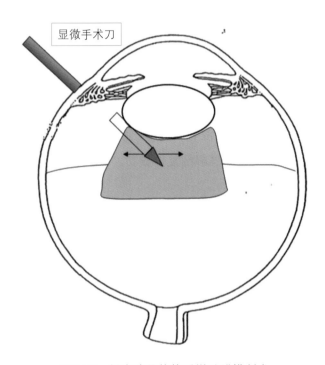

图24.7 经内路晶状体后增殖膜横断术

显微手术刀经睫状体"平坦部"插入晶状体和视网膜皱襞之间的手术间隙。首先将纤维性血管膜刺穿，然后横向切除两侧，这为玻璃体切割头的进入提供了一个更安全的手术区域。

参考文献

[1] REPKA M X, TUNG B, GOOD W V, et al. Complete resolution of large retinal fold after transection of retrolental membrane during lens-sparing vitrectomy for retinopathy of prematurity: a 15-year follow-up [J]. Retin Cases Brief Rep, 2016, 10: 93-95.

25　5期ROP

　　由于治疗后的视网膜解剖学复位和功能结果不佳，对5期ROP患儿是否进行玻璃体视网膜手术在医生中很有争议。有些医生，如Zivojnovic认为，5期ROP是不能手术的。另有医生认为，即使术后恢复的视功能结果很差，但仅残存的视功能对新生儿来说也是有意义的，这意味着手术值得一试。ETROP研究发现，5期ROP的手术可以达到一定程度的视网膜解剖复位，但视功能结果较差。表25.1显示玻璃体视网膜手术后，没有一例新生儿视网膜解剖复位成功，也没有一例患儿视力达到0.1以上。经Cusick M医生手术的新生儿中，约1/3取得了视网膜解剖复位成功，4%的新生儿获得了>0.05的视力，显示了较好的手术效果。

表25.1　根据ETROP对401名患者的研究，4A期、4B期和5期ROP玻璃体视网膜手术结果报告

ETROP 研究 （$n=401$）	视网膜脱离眼数	4A期	4B期	5期
术后视网膜脱离总复位率	$n=89$（11%）	$n=28$（40%）	$n=14$（20%）	$n=13$（19%）
术后视网膜附着	33%	31%	60%	0%
玻璃体切割术联合巩膜环扎术	71%（34%黄斑区视网膜附着）			
巩膜环扎术	12%（67%黄斑区视网膜附着）			
"有用视力"	10%	10%	0%	0%

　　玻璃体切割术视网膜复位后，5期ROP比4B期更容易发生视网膜脱离。4B期ROP的视网膜脱离复发率为5%，5期的视网膜脱离复发率为22%。复发年龄在2～10岁（中位

数为4岁）。

5期ROP在解剖学上可能表现为不同漏斗样形态，漏斗形态可以是前部和后部都开放（图25.1a）；也可以是前部开放，后部关闭（图25.1b）。如果漏斗前部关闭，则很难进行手术（图25.1c，d）。这种情况下，一些医生会进行开放式玻璃体切割术：将角膜切开，在摘除晶状体后进行玻璃体切割，最后缝合角膜切口。

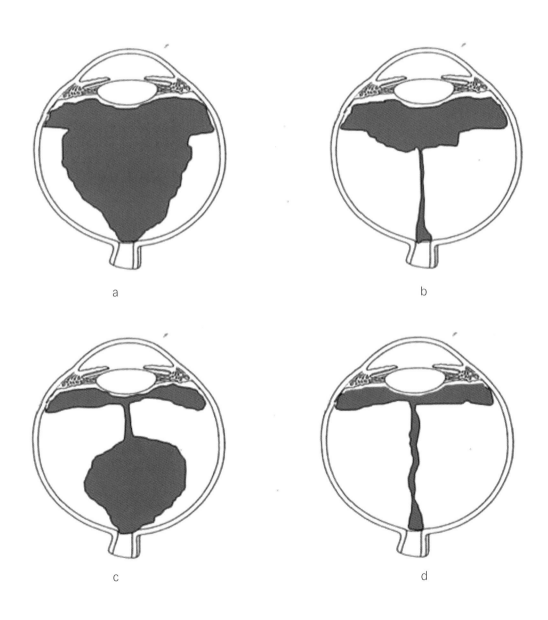

a

b

c

d

图25.1　5期ROP全视网膜脱离不同漏斗样形态图示
a. 开-开斗型。b. 开-闭斗型。c. 闭-开斗型。d. 闭-闭斗型。

参考文献

[1] REPKA M X, TUNG B, GOOD W V, et al. Outcome of eyes developing retinal detachment during the Early Treatment for Retinopathy of Prematurity study [J]. Arch Ophthalmol, 2011, 129 (9): 1175-1179.

[2] CUSICK M, CHARLES M K, AGRÓN E, et al. Anatomical and visual results of vitreoretinal surgery for stage 5 retinopathy of prematurity [J]. Retina, 2006, 26 (7): 729-735.

[3] KONDO H, ARITA N, OSATO M, et al. Late recurrence of retinal detachment following successful vitreous surgery for stages 4B and 5 retinopathy of prematurity [J]. Am J Ophthalmol, 2009, 147 (4): 661-666.

[4] HIROSE T, KATSUMI O, MEHTA M C, et al. Vision in stage 5 retinopathy of prematurity after retinal reattachment by open-sky vitrectomy [J]. Arch Ophthalmol, 1993, 111 (3): 345-349.

[5] FUCHINO Y, HAYASHI H, KONO T, et al. Long-term follow up of visual acuity in eyes with stage 5 retinopathy of prematurity after closed vitrectomy [J]. Am J Ophthalmol, 1995, 120 (3): 308-316.

[6] HARTNETT M E. Features associated with surgical outcome in patients with stages 4 and 5 retinopathy of prematurity [J]. Retina, 2003, 23 (3): 322-329.

[7] KONO T, OSHIMA K, FUCHINO Y. Surgical results and visual outcomes of vitreous surgery for advanced stages of retinopathy of prematurity [J]. Jpn J Ophthalmol, 2000, 44 (6): 661-667.

[8] MINTZ-HITTNER H A, O'MALLEY R E, KRETZER F L. Long-term form identification vision after early, closed, lensectomy-vitrectomy for stage 5 retinopathy of prematurity [J]. Ophthalmology, 1997, 104 (3): 454-459.

[9] REPKA M X, TUNG B, GOOD W V, et al. Outcome of eyes developing retinal detachment during the Early Treatment for Retinopathy of Prematurity Study (ETROP) [J]. Arch Ophthalmol, 2006, 124 (1): 24-30.

[10] TRESE M T, DROSTE P J. Long-term postoperative results of a consecutive series of stages 4 and 5 retinopathy of prematurity [J]. Ophthalmology, 1998, 105 (6): 992-997.

[11] TRESE M T. Visual results and prognostic factors for vision following surgery for stage V retinopathy of prematurity [J]. Ophthalmology, 1986, 93 (5): 574-579.

[12] SEABER J H, MACHEMER R, ELIOTT D, et al. Long-term visual results of children after initially successful vitrectomy for stage V retinopathy of prematurity [J]. Ophthalmology, 1995, 102 (2): 199-204.

[13] TRESE M T. Surgical results of stage V retrolental fibroplasia and timing of surgical repair [J]. Ophthalmology, 1984, 91 (5): 461-466.

26 超早产儿6.5岁时的视觉结果

我们在研究新生儿ROP时，更想了解这些患儿的结局：他们的视力如何？精神状态如何？他们在生活中能做什么？显然，答案并不简单，每个新生儿的情况都不一样。关于视力状况，瑞典最近发表了一项以有ROP病史的6.5岁儿童为研究对象的大型回顾性研究。

瑞典的该项研究比较了超早产儿童组（GA<27周）和足月儿童对照组（GA40周）的视力情况。全国所有2004—2007年期间的超早产儿童都被纳入了这项研究。该研究包括486名ROP病史儿童组与300名足月儿童对照组。"盲"的发生率在ROP病史组为2.5%，对照组为0%；视觉障碍（视力0.1~0.5）在ROP病史组5.6%，对照组为1%；超早产儿童ROP组整体视觉障碍的发生率为9%，而对照组为1%；超早产儿童ROP组斜视的发生率为17.4%，对照组为0%；屈光不正在ROP病史组的发生率为29.7%，对照组为6%；超早产儿ROP小组的屈光不正球镜值范围为-13.50~+10.25 D，对照组为-1.13~+6.81 D。

另一项研究调查了一组重症ROP病史儿童5.5岁时的非视觉障碍发生率。非视觉障碍包括严重听力丧失、运动能力和认知能力障碍。有重症ROP病史的儿童在5岁时，39.5%的人至少有1项非视觉障碍，无重症ROP病史的儿童仅15.8%有非视觉障碍（$P<0.001$）。

以下用3个ROP新生儿病例来说明不同的视力预后，他们分别为出生胎龄24周、23周以及Ⅰ区ROP接受过治疗者。2名新生儿为双胞胎，仅接受了贝伐单抗治疗；1名新生儿接受了视网膜激光光凝联合玻璃体腔注射贝伐单抗治疗。

病例1 一出生胎龄为24周的新生儿，出生体质量716g。肠切除术后发生难治性坏死性小肠结肠炎伴短肠综合征。该ROP患儿采用视网膜激光光凝Ⅰ区。2周后病变复发，补充视网膜无血管区完全性视网膜激光光凝治疗；再过2周后出现附加病变，双眼玻璃体腔注射抗VEGF药物治疗，随访期附加病变消退。

8岁时随访显示右眼视网膜解剖学情况良好（图26.1），戴镜矫正视力0.25；左眼存在黄斑牵拉和弱视。屈光不正，右眼为－5.25DS/－2.5DC×40°，左眼为－4.25DS/－2DC×150°。

病例2　早产三胞胎之一，出生胎龄23周，出生体质量495克。有新生儿坏死性小肠结肠炎而行急诊剖腹手术史，以及因巨细胞病毒感染发生两次脓毒症和肝脏感染病史。诊断为ROP Ⅰ区3期+，双眼行玻璃体腔注射贝伐单抗0.65mg。术后随访ROP病变消退，无需进一步治疗。7岁时随访显示屈光不正，右眼视力+5.25DS/－1.25DC×152°→0.3，左眼视力+6.25DS/－1.75DC×41°→0.3。双眼视视力0.4。左眼有内斜视及眼球震颤。据其母亲反映，其情况比哥哥差。

病例3　病例2的孪生兄弟。与病例2患儿视力相比，其7岁时视力好得多。该患儿出生胎龄23周，出生体质量585g。有新生儿坏死性小肠结肠炎行急诊剖腹手术史。此外，该患儿还被诊断甲状腺功能减退和肺动脉高压症。ROP Ⅰ区3期+，双眼玻璃体腔注射贝伐单抗0.5mg。治疗后附加病变消退且没有复发。7岁时随访，右眼视力为+2.75DS→0.8，左眼视力为+2.75DS→0.9。据其母亲反映，该患儿身体状况良好。即使无法确切地检测到立体视功能，但视力状态正常，视网膜正常，部分血管轻度迂曲（图26.2）。

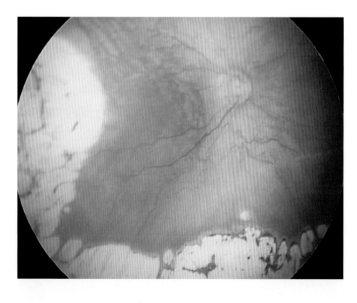

图26.1　右眼：眼底彩照
经过两次视网膜激光光凝和一次玻璃体腔注射贝伐单抗治疗后的视网膜图像。视力为0.25。

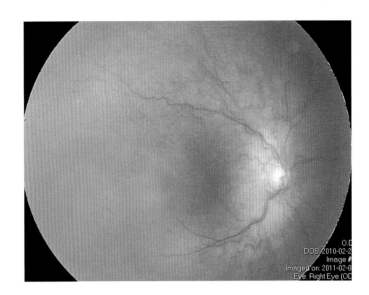

图26.2 右眼：眼底彩照 单纯玻璃体腔注射贝伐单抗治疗后1年。视网膜完全血管化。7岁时随访视力为0.8。

参考文献

[1] HELLGREN K M, TORNQVIST K, JAKOBSSON P G, et al. Ophthalmologic outcome of extremely preterm infants at 6.5 years of age: extremely preterm infants in Sweden Study（EXPRESS）[J]. JAMA Ophthalmol. 2016, 134（5）：555-562.

[2] SCHMIDT B, DAVIS P G, ASZTALOS E V, et al. Association between severe retinopathy of prematurity and nonvisual disabilities at age 5 years[J]. JAMA, 2014, 311（5）：523-525.

病例报道

本部分共三章（第27～29章）。第27章介绍儿童视网膜疾病，如家族性渗出性玻璃体视网膜病变、色素失禁症以及治疗成功的ROP病例。第28章介绍作者诊所治疗失败的ROP病例。第29章摘录文献中治疗失败的ROP病例。

27 儿童视网膜疾病

27.1 病例1：2型神经纤维瘤病

5岁男孩经介绍来我们医院实施右眼视网膜前膜手术，其被诊断为2型神经纤维瘤病。2012年12月，经手术摘除了脑部的一个大肿瘤，还留有一个影响平衡和听力的肿瘤，此外，椎管内还有肿瘤。他因癫痫接受了治疗。

该患儿双眼视视力为0.8，但无法测量单眼的视力。眼底检查见黄斑覆盖白色视网膜前膜（图27.1）。

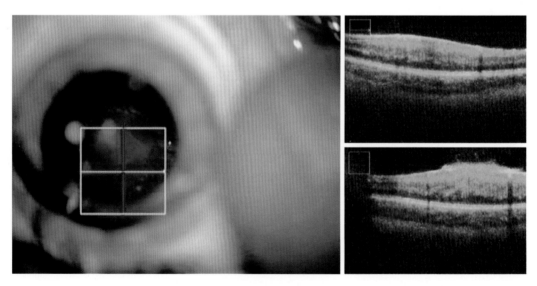

图27.1 右眼：术中OCT

5岁男孩，2型神经纤维瘤病继发视网膜前膜（Zeiss, Rescab 700）。

3个月后行27G保留晶状体的玻璃体切割术（图27.2）。用27G Atkinson套管剥离前膜，然后用27G膜镊（DORC）取出视网膜前膜。

9个月后检查，患儿右眼视力0.2，左眼视力1.0。OCT显示黄斑视网膜增厚，与术前非常相似，说明手术并没有改善其视功能。

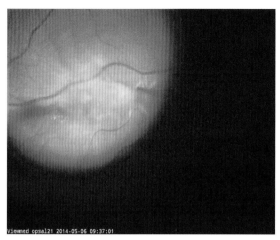

图27.2　右眼：眼底彩照
视网膜前膜。

27.2　病例2：永存原始玻璃体增生症（PHPV）

见图27.3至图27.5。

一出生23天新生儿入院接受右眼视网膜脱离修复术（图27.4）。出生时，右眼瞳孔散大，无对光反射和红光反射；左眼正常。全身麻醉下检查。右眼眼轴长14.60mm，角膜横径10mm，眼前段检查显示虹膜显著充血，6点钟位虹膜后粘连，11点至1点钟位晶状体悬韧带断裂，晶状体后可见带血管的白色组织（图27.5），B超扫描显示从视乳头到晶状体有高反射漏斗状回声图像，视网膜似乎有附着。

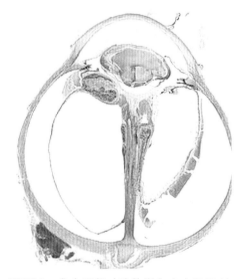

图27.3　永存原始玻璃体增生症（PHPV）从视乳头到晶状体闭口漏斗状全视网膜脱离（图片由维基百科提供）。

左眼检查示眼轴长度为16.81mm，角膜横径为11mm。眼前节、后节正常。父母签知情同意书。右眼行27G保留晶状体的玻璃体切割术，摘除晶状体后团块组织（图27.4，图27.5）。眼底可视度较差，可见视网膜血管。

6个月后行视网膜电图（ERG）检查。

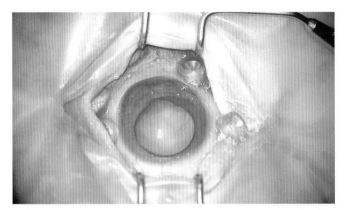

图27.4　新生儿单眼PHPV
可见晶状体后团块组织。

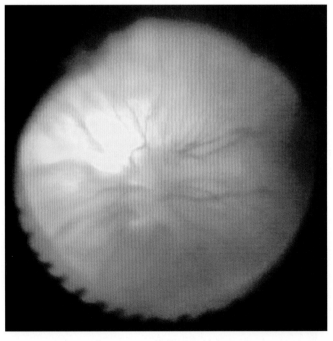

图27.5　晶状体后团块组织

27.3　病例3：先天性家族性渗出性玻璃体视网膜病变（FEVR）

一般病史：9岁女童因右眼不明原因视网膜病变，左眼视力下降近6个月而转诊。左眼斜视。一年前有外伤史。

眼部检查和治疗：视力：右眼 0.7，左眼 0.05。

右眼屈光间质清晰，颞侧视网膜纤维性血管增殖病变（图27.6），周边部视网膜血管化程度低。左眼由于玻璃体积血稠密，无法看到视网膜（图27.7）。在全身麻醉下行双眼玻璃体腔注射雷珠单抗治疗。3周后，Optos图像显示右眼眼底几乎无变化（图27.8），左眼玻璃体出血减少但仍致密（图27.9）。

1个月后行右眼检查和左眼手术。右眼经RetCam荧光素血管造影发现，周边部视网膜无血管区伴增殖性病变（图27.10），行间接检眼镜下视网膜激光光凝（图27.11）。左眼行保留晶状体的玻璃体切割术。术后1个月行Optos超广角照相和荧光素血管造影检查。Optos超广角图像显示颞侧周边部有激光斑色素生成（图27.12）。左眼颞侧和近后极部可见激光斑（图27.13），玻璃体切割术切除增殖性纤维血管膜。

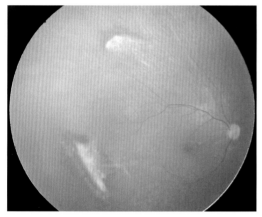

图27.6　右眼：首次RetCam眼底检查彩照

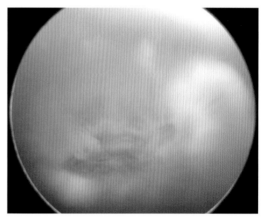

图27.7　左眼：玻璃体腔积血

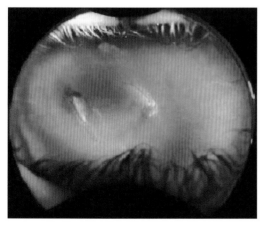

图27.8　右眼：眼底彩照
玻璃体腔注射雷珠单抗治疗后1个月。

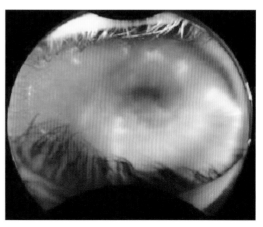

图27.9　左眼：眼底彩照
玻璃体腔注射雷珠单抗治疗后1个月。

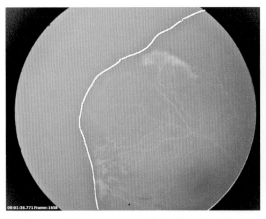

图27.10　右眼：RetCam荧光素眼底血管造影
图像

白线为血管化视网膜与无血管化视网膜分界线。

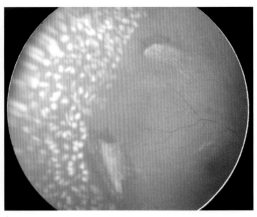

图27.11　右眼：RetCam眼底彩照

无血管化视网膜区双目激光间接检眼镜治疗，

视网膜激光光凝治疗后即时拍摄图像。

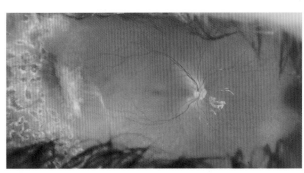

图27.12　右眼：Optos超广角眼底彩照

激光间接检眼镜治疗后1个月。

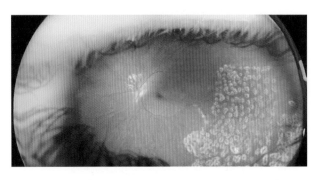

图27.13　左眼：Optos超广角眼底彩照

保留晶状体的玻璃体切割术后1个月。

　　我们安排了一次全麻下RetCam检查。RetCam荧光素眼底血管造影（非摄影）显示
尚未进行激光光凝治疗的视网膜无血管化区（图27.14）。因此，我们在荧光素血管造
影辅助下补充视网膜激光光凝治疗（见第12章）（图27.15）。

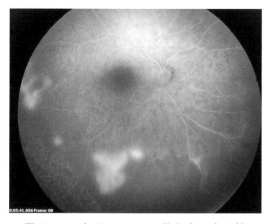

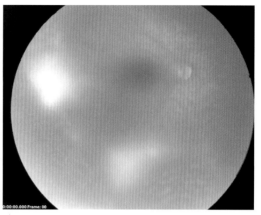

图27.14　右眼：RetCam荧光素眼底血管
造影图像
显示视网膜下方和颞侧残留视网膜无血管
区无激光斑。

图27.15　右眼：RetCam荧光素眼底血管造影图像
6点钟位处"遗漏区"行视网膜激光光凝治疗。
与图27.16所示的Optos超广角荧光素眼底血管造
影视野比较，RetCam荧光素血管造影视野较小。

　　与此同时，我们安排了Optos超广角荧光素血管造影。Optos荧光素血管造影（非Optos摄影）显示双眼周边部仍有广泛视网膜无血管区，而RetCam荧光素血管造影时未能发现（图27.16，图27.17）。激光间接检眼镜下补充视网膜激光光凝治疗。

　　随诊：在视网膜激光光凝治疗后6个月最后一次随访时，显示双眼有大面积激光斑形成。右眼原增殖处仍存在荧光素渗漏（图27.18至图27.20）。双眼视力均为1.0。

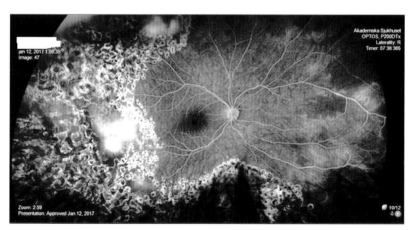

图27.16　右眼：Optos荧光素眼底血管造影图像
已在RetCam荧光素血管造影辅助下行2次视网膜激光光凝治疗，现Optos
荧光素眼底血管造影显示鼻侧仍有广泛视网膜无血管区。

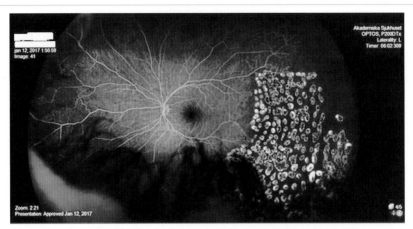

图27.17　左眼：Optos荧光素眼底血管造影图像
该眼因玻璃体积血已行玻璃体切割术。可见鼻侧以及颞侧视网膜无血管化区。

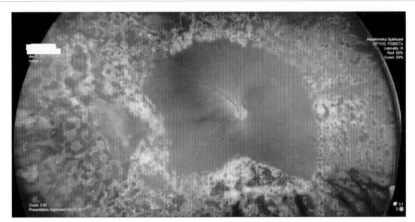

图27.18　右眼：Optos超广角眼底彩照
末次随访时。

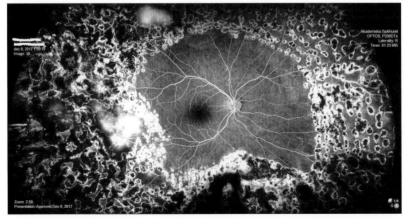

图27.19　右眼：Optos超广角荧光素眼底血管造影图像
末次随访时。

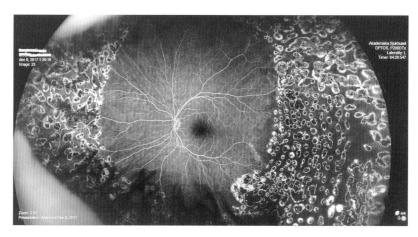

图27.20 左眼：Optos超广角荧光素眼底血管造影图像
视网膜激光光凝治疗后6个月末次随访。

27.4 病例4：家族性渗出性玻璃体视网膜病变（FEVR）

一般病史：足月出生健康儿。

眼部病史：该6月龄女婴出现病理性视觉障碍和眼球震颤，可以看到明显的视网膜病变。遂转诊做进一步检查及行荧光素血管造影。

全身麻醉下检查：·睫状肌麻痹下视网膜检影术：

右眼：$-1.0DS/-1.0DC \times 70°$，左眼：$-6.0DS/-2.5DC \times 160°$。

·眼轴长度：右眼19.0mm，左眼18.9mm。

RetCam照相和荧光素血管造影（图27.21至图27.24）：

右眼：屈光间质清晰。眼底可见从视乳头到颞侧周边部的视网膜皱襞，累及黄斑（图27.21）。荧光素血管造影显示周边部视网膜无血管区伴血管轻微荧光素渗漏。

左眼：屈光间质清晰。可见从视乳头到颞侧周边部视网膜皱襞（图27.22）。周边部的视网膜皱襞很厚，与晶状体后囊附着。荧光素血管造影显示周边部视网膜无血管区伴血管轻微荧光素渗漏（图27.23，图27.24）。

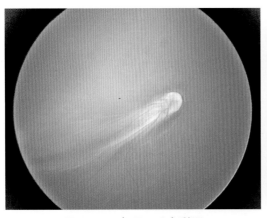

图27.21　右眼：眼底彩照
从视乳头到颞侧周边部视网膜皱襞。

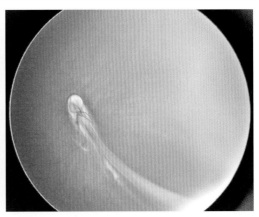

图27.22　左眼：眼底彩照
从视乳头到颞侧周边部视网膜皱襞，
附着于晶状体后囊。

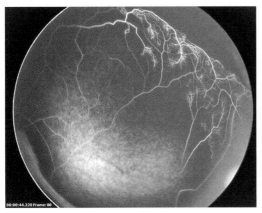

图27.23　左眼：荧光素眼底血管造影图像
周边部视网膜无血管区及迂曲扩张的血管。

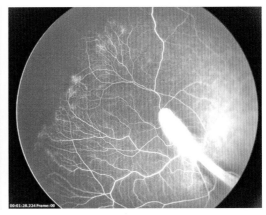

图27.24　左眼：荧光素眼底血管造影图像
视网膜皱襞有高强荧光，周边部（图左
侧）视网膜无血管区和血管荧光素渗漏。

　　结论：该病例无早产史且眼底颞侧有FEVR典型视网膜皱襞，临床诊断最有可能是FEVR。无视网膜激光光凝治疗适应证。计划在3~6个月内复诊检查。发生视网膜脱离（牵拉性、渗出性或孔源性）并发症的风险为30%。

27.5　病例5：FEVR和ROP是否等于ROPER？

　　一般病史：3岁男童，有超早产史，来自东南亚。

　　眼部病史：父母判断其视力严重受损。医生随即安排了一次全身麻醉下检查。

全身麻醉下检查：

睫状肌麻痹下视网膜检影验光：

右眼：-7.5DS/-5.0DC×30°，左眼：-9.5DS/-2.0DC×160°。

用RetCam照相和荧光素血管造影检查。RetCam图示双眼颞侧区一黄斑皱襞（图27.25至图27.30），黄斑区呈"椒盐"样表现，并有视网膜附着。RetCam荧光素血管造影显示黄斑区视网膜色素上皮层改变。在视网膜周边部可见视网膜血管异常伴荧光素渗漏以及视网膜无血管区。

结论：本例眼底表现为颞侧黄斑牵拉而鼻侧视网膜正常。由于该男孩是早产儿，可能诊断为ROP或家族性渗出性玻璃体视网膜病变。在最近的一项研究中，提出了

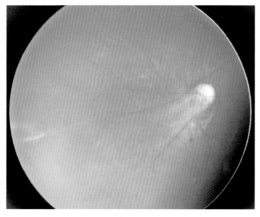

图27.25　右眼：眼底彩照
黄斑牵拉皱襞。

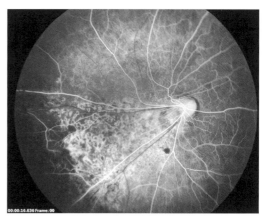

图27.26　右眼：荧光素眼底血管造影图像
可能继发于黄斑牵拉的严重色素上皮层改变。

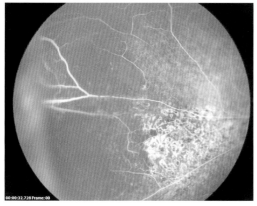

图27.27　右眼：荧光素眼底血管造影图像
外周视网膜血管异常。

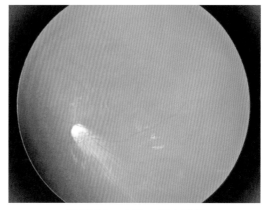

图27.28　左眼：眼底彩照
颞侧黄斑牵拉皱襞。

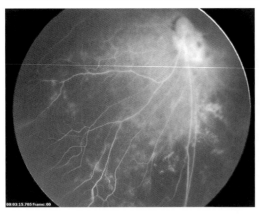

图27.29　左眼：荧光素眼底血管造影图像
明显视网膜血管异常伴荧光素渗漏。

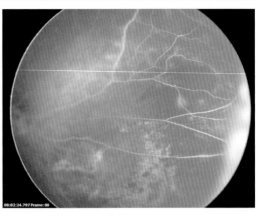

图27.30　左眼：荧光素眼底血管造影图像
周边部血管变直，伴强荧光素渗漏。

"ROPER"这一新概念，用于早产儿具有ROP和FEVR两类疾病临床表现的新生儿临床诊断。此外，还发现这些患儿有高度近视。

27.6　病例6：色素失禁症

色素失禁症（IP）是一种罕见伴眼部病变的先天性皮肤疾病。因有视网膜无血管区可能导致视网膜脱离。

一般病史：该足月出生新生儿诊断为色素失禁症（图27.31），转诊到我们诊所进行眼部检查。

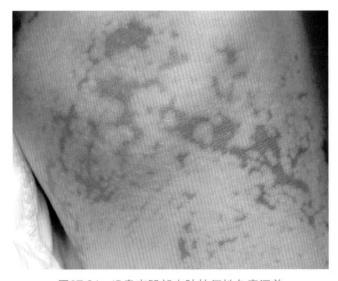

图27.31　IP患者腿部皮肤特征性色素沉着

全身麻醉下检查：第一次检查，见左眼有两处视网膜出血（图27.34）。右眼外观正常（图27.32），但荧光素血管造影显示周边部视网膜无血管区且无荧光素渗漏（图27.33，图27.35），计划1个月后复查。

1个月后检查显示双眼视网膜病变加重（图27.36，图27.37）。荧光素血管造影显示视网膜增殖病变和血管荧光素渗漏。在血管造影过程中行视网膜激光光凝治疗。右眼激光点数1227次，左眼1066次。在视网膜激光光凝过程中，视网膜血管化与视网膜无血管化之间的边界很难辨别。

手术安排：计划在1个月后再行荧光素血管造影辅助视网膜激光光凝（详见第12章）。荧光素眼底血管造影显示左眼已有完全性视网膜激光光凝，而右眼残留无激光

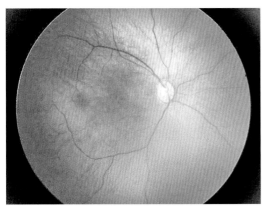

图27.32 右眼：眼底彩照
未见病理性异常。

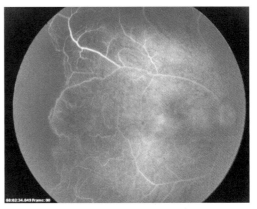

图27.33 右眼：荧光素眼底血管造影图像
显示不伴血管渗漏的视网膜无血管区。

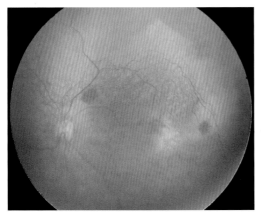

图27.34 左眼：眼底彩照
可见两处视网膜出血。

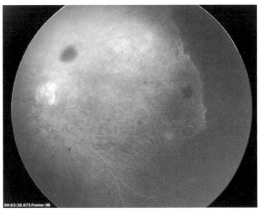

图27.35 左眼：荧光素眼底血管造影图像
发现视网膜无血管区。

斑视网膜无血管区（图27.38，图27.39）。同时在造影辅助下，补充完全性视网膜激光光凝（图27.40）。

　　1年后随访：视网膜检影显示双眼为正视眼，视网膜未见活动性病变（图27.41）。

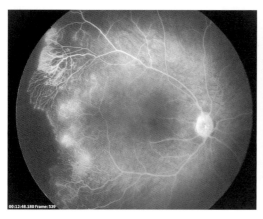

图27.36　右眼：荧光素眼底血管造影图像
1个月后荧光素眼底血管造影图像变化很大，出现了血管荧光素渗漏和视网膜增殖，需行视网膜激光光凝治疗。

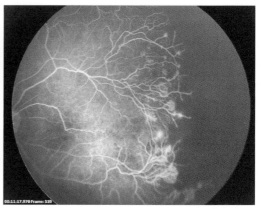

图27.37　左眼：荧光素眼底血管造影图像
1个月后，RetCam荧光素眼底血管造影显示视网膜周边部无血管区伴血管荧光素渗漏。行首次视网膜激光光凝治疗。但是视网膜血管化区和视网膜无血管化区之间的界限很难辨别。

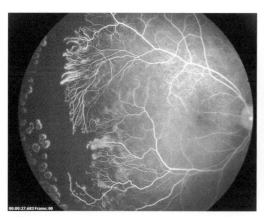

图27.38　右眼：荧光素眼底血管造影图像
视网膜激光光凝治疗后1个月，荧光素血管造影显示右眼激光遗漏区。

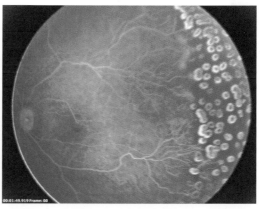

图27.39　左眼：荧光素眼底血管造影图像
视网膜激光光凝治疗后1个月，荧光素血管造影显示左眼视网膜无血管区已完全激光光凝。

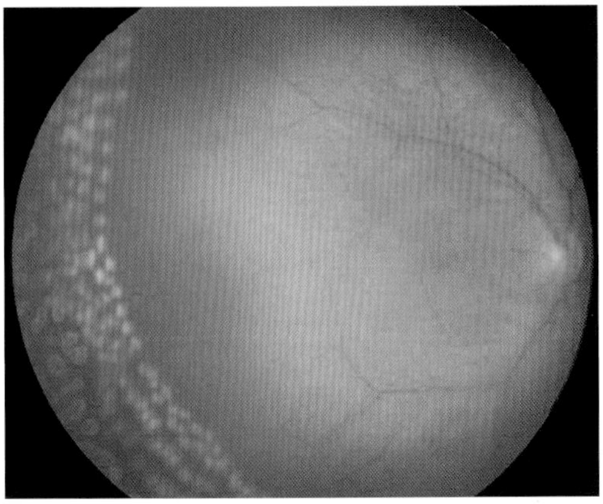

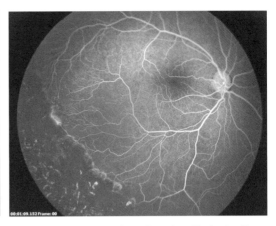

图27.40 右眼：眼底彩照
依荧光素血管造影检查过程提示（图27.38），
补充视网膜激光光凝治疗。该彩照是视网膜激
光光凝治疗后即时拍摄，可以分辨新旧激光斑
分布情况。

图27.41 右眼：荧光素眼底血管造影图像
1年后，荧光素血管造影显示患儿视网膜病
情稳定，无激光光凝遗漏区。

27.7 病例7：牵牛花综合征

1.5岁女孩因视力下降在门诊就诊，右眼视力0.2，左眼视力0.02。屈光不正，右眼
+1.5DS/－1.5DC×0°，左眼+1.5DS/－0.5DC×0°。

全身麻醉下RetCam成像和荧光素血管造影检查，结果示右眼前节、后节正常。左
眼视乳头呈典型牵牛花样发育不良（图27.42）。黄斑颞侧有弧形浅棕色色素沉着（图

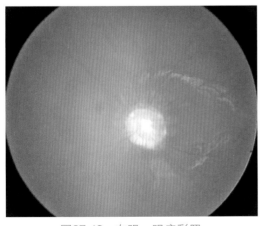

图27.42 左眼：眼底彩照
牵牛花综合征。

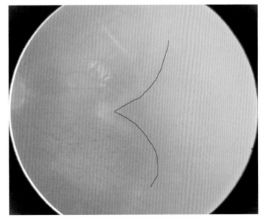

图27.43 左眼：眼底彩照
牵牛花综合征。黄斑颞侧弧形浅棕色
视网膜色素沉着（黑线示）。

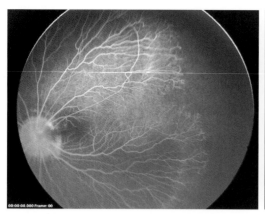

图27.44　左眼：荧光素眼底血管造影图像
显示视网膜发育不良。黄斑无法辨认。

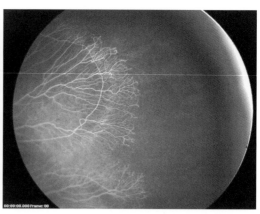

图27.45　左眼：荧光素眼底血管造影图像
周边部360°视网膜无血管区，未发现荧光素
渗漏或组织增生。

27.43）。荧光素血管造影显示视网膜发育不良；黄斑无法辨认。周边部360°视网膜无血管区（图27.44，图27.45）。

结论：牵牛花综合征是一种先天性视乳头发育异常疾病，临床症状包括视力低下和弱视，最严重的并发症是视网膜脱离（26%～38%牵牛花综合征患者可发生视网膜脱离）。该疾病患者视网膜发育非常不成熟，与下文中新生儿小头畸形病例的视网膜情况非常相似。

27.8　病例8：小头畸形

小头畸形是一种罕见病，可能因妊娠期感染（如寨卡病毒）、吸食冰毒或孕期酗酒引起，染色体异常也可能是病因。在该病例中，患儿足月出生，母亲无感染或药物滥用史。其父母是表兄妹。间接检眼镜检查见视网膜前出血（图27.46）。荧光素血管造影示视网膜发育不良，周边部视网膜无血管区（图27.47，图27.48）。

结论：小头畸形婴儿，其视网膜发育不良，周边部视网膜无血管区。该病例与上述牵牛花综合征病例有相似之处。

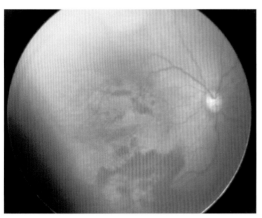

图27.46　右眼：眼底彩照

足月出生，小头畸形婴儿眼底彩照，见多
处片状视网膜前出血。

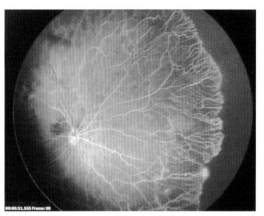

图27.47　荧光素眼底血管造影图像

显示周边部视网膜无血管区伴血管
荧光素渗漏。

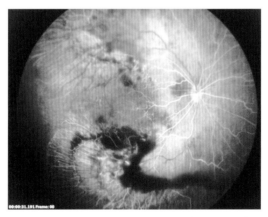

图27.48　右眼：荧光素眼底血管造影图像

显示右眼（同图27.46）视网膜发育不良。黄斑无法辨认。

27.9　病例9：Coats病

一般病史：患儿足月出生，无其他疾病。

眼部病史：13岁男孩，因视野缺失2周就诊儿童眼科。该男孩3岁时，因左眼疼痛
就诊。当时测得右眼视力0.63，左眼视力0.8。眼底镜检查正常。此次查体，其右眼视
力1.0，左眼视力0.2。眼底镜检查右眼正常（图27.49），左眼可见渗出性视网膜病变
（图27.50）。诊断：左眼Coats病2B期（详情参见第1章）。

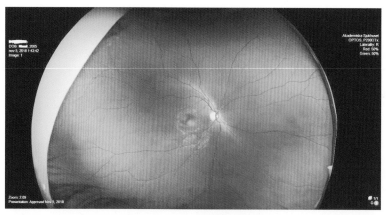

图27.49　右眼：眼底彩照

眼底发育正常。

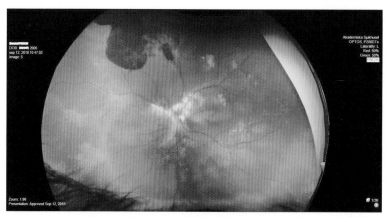

图27.50　左眼：眼底彩照

渗出性视网膜病变伴周边部视网膜出血（上方）。

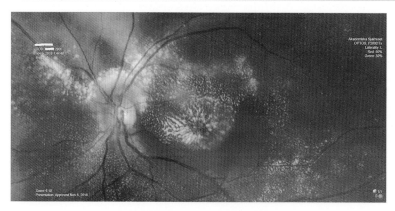

图27.51　左眼：眼底彩照

黄斑中心凹渗出（沉着）物，视力0.2。

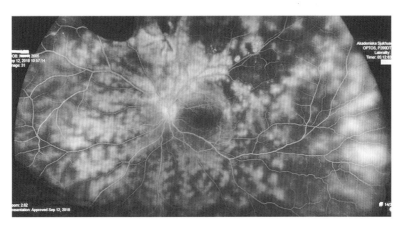

图27.52　左眼：超广角荧光素血管造影图像
显示广泛荧光素渗漏。

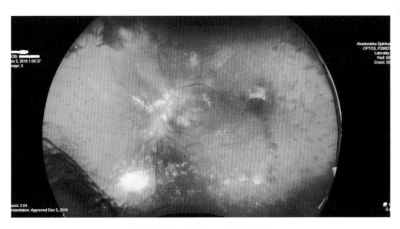

图27.53　左眼：眼底彩照
视网膜激光光凝联合玻璃体腔注射阿柏西普（Eylea），治疗后
1个月随访，视力为0.7。周边部视网膜激光斑色素形成。

　　治疗：全麻下行玻璃体腔注射阿柏西普（Eylea）联合视网膜激光光凝。间接检眼镜下激光光凝，激光光凝点数1487次；此外，进行了第2次玻璃体腔注射阿柏西普治疗。

　　随访：1个月后左眼视力为0.7（图27.51至图27.53）。

27.10　病例10：Ⅰ区ROP玻璃体腔注射贝伐单抗药物治疗联合视网膜激光光凝治疗

一般病史：女婴，出生胎龄23周。

眼部病史：

· 10月13日　诊断为AP-ROP（Ⅰ区）（双眼）。可见Ⅰ区颞侧视网膜无血管区（图27.54，图27.55）。

· 10月13日　玻璃体腔注射贝伐单抗0.6mg。

· 10月18日　术后随访：病情好转，附加病变减轻。

· 10月21日　病情好转。

· 10月26日　复发。无虹膜红变，屈光间质相对清晰。视乳头正常，见前附加病变，环Ⅰ区（血管化区）视乳头大小视网膜前出血，无视网膜牵拉。视网膜无血管区相对靠近后极部，位于Ⅰ区。

· 10月27日　第2次玻璃体腔注射贝伐单抗0.6mg。

· 11月1日　病情好转。

· 11月8日　病变复发，位于Ⅱ区。此时，视网膜血管化达Ⅱ区，视野范围增大（图27.56）。随后我们安排在Ⅱ区进行视网膜激光光凝。

· 11月10日　视网膜激光光凝：右眼激光点数1859次，左眼激光点数1730次（图27.57，图27.58）

1年随访：左眼内斜视。医生建议佩戴眼镜和进行遮盖训练。

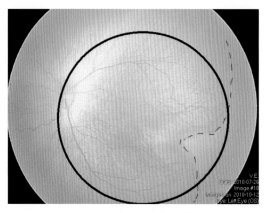

图27.54　左眼：眼底彩照
贝伐单抗治疗前，病变位于Ⅰ区。

3年随访：右眼：+ 2.5DS / − 1.25DC × 13° → 0.25，左眼：+ 2.25DS / − 1.0DC × 11° → 0.25。

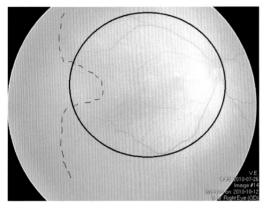

图27.55　右眼：眼底彩照
贝伐单抗治疗前，病变位于Ⅰ区。

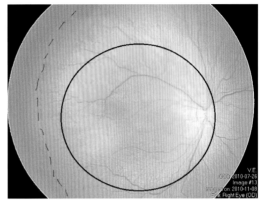

图27.56　右眼：眼底彩照
贝伐单抗治疗后。可见视网膜血管发育
至Ⅱ区（虚线）。

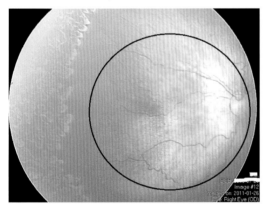

图27.57　右眼：眼底彩照
Ⅱ区病变视网膜激光光凝后。

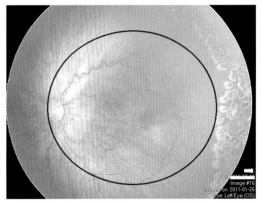

图27.58　左眼：眼底彩照
Ⅱ区病变视网膜激光光凝后。

　　结论：Ⅰ区ROP病例需要进行两次玻璃体腔注射抗VEGF药物治疗，以及对Ⅱ区无血管区进行1次视网膜激光光凝治疗。此病例在4周内出现2次复发的情况不常见。该例新生儿ROP病情重，第1次复发时，病变仍然位于Ⅰ区，因此选择玻璃体腔注射抗VEGF药物治疗；第2次复发时，病变已位于Ⅱ区，因此选择视网膜激光光凝治疗。记住：如果ROP伴附加病变位于Ⅰ区，玻璃体腔注射抗VEGF药物是首选的治疗方法；如果病变位于Ⅱ区，玻璃体腔注射抗VEGF药物或视网膜激光光凝治疗同样有效。

27.11　病例11：Ⅰ区ROP病例雷珠单抗治疗

一般病史：男婴，出生胎龄22周$^{+5}$，出生体质量435g。合并全身病。在矫正胎龄31周接受动脉导管手术，未发生并发症。

眼部病史：

· 矫正胎龄30周　没有发现ROP。眼底窥不清。
· 矫正胎龄31周　无ROP。眼底窥不清。

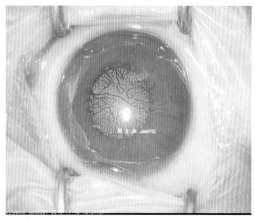

图27.59　晶状体血管膜和虹膜红变

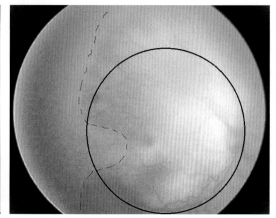

图27.60　右眼：眼底彩照
ROPⅠ区3期+（见于左眼治疗前）。

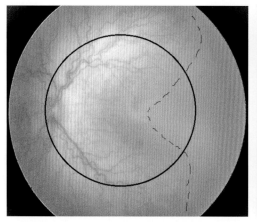

图27.61　左眼：眼底彩照
Ⅰ区ROP病变伴后极部血管迂曲。

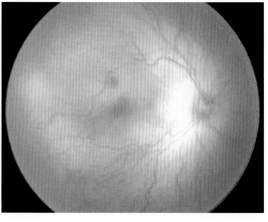

图27.62　右眼：RetCam眼底彩照
第1次雷珠单抗治疗后2个月，仍见后极部血管迂曲，ROP 3期+病变复发。

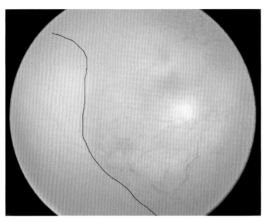 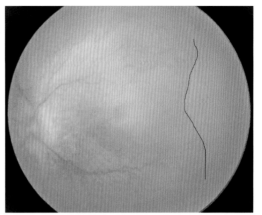

图27.63　右眼：RetCam眼底彩照
第1次雷珠单抗治疗后2个月，可见"嵴"处发生多处新的增殖病变（黑线示）。安排第2次雷珠单抗注射治疗。

图27.64　左眼：RetCam眼底彩照
第1次雷珠单抗治疗后2个月，黑线表示"嵴"，拟行第2次雷珠单抗注射。

- ·矫正胎龄32周　无ROP。眼底窥不清。
- ·矫正胎龄33周　3期ROP。
- ·矫正胎龄34周　ROP 3期+。可见晶状体血管膜和虹膜红变（图27.59）。RetCam彩照图像显示双眼病变"嵴"位于Ⅰ区（图27.60，图27.61）。因此，行玻璃体腔雷珠单抗（成人剂量的50%）治疗。
- ·矫正胎龄42周　右眼ROP 3期+复发（图27.62，图27.63）。左眼复发症状不明显（图27.64），从图像难以评估Ⅰ区或其他区域是否有ROP活动性病变。
- ·矫正胎龄42周　双眼玻璃体腔注射雷珠单抗（50%成人剂量）。
- ·随访期间　病变未复发。

结论：这是一例雷珠单抗注射8周后ROP快速复发的典型病例。此类病例不常见，因为通常用视网膜激光光凝作为第2次补充治疗。但该病例第1次治疗后ROP病变复发仍然位于Ⅰ区，故选择补充雷珠单抗注射治疗。

27.12　病例12：Ⅰ区ROP病例雷珠单抗治疗后随访3年

一般病史：男孩，出生胎龄24周，并发坏死性小肠结肠炎，为此进行了两次外科手术治疗，术后情况非常危急。

眼部病史：

- ·矫正胎龄32周　诊断ROPⅠ区3期+（图27.65，图27.66）。
- ·矫正胎龄32周　双眼行玻璃体腔注射雷珠单抗治疗（50%成人剂量）。

1年随访：双眼高度近视，仍然可见周边部视网膜无血管化区不伴血管渗漏和视网膜增殖。无视网膜激光光凝治疗适应证（图27.67，图27.68）。

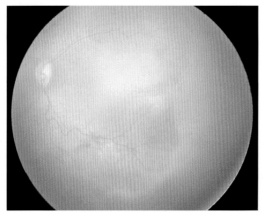

图27.65　左眼：眼底彩照
颞侧近后极部ROPⅠ区3期+病变。

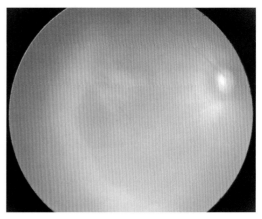

图27.66　左眼：眼底彩照
鼻侧大片视网膜无血管化区。

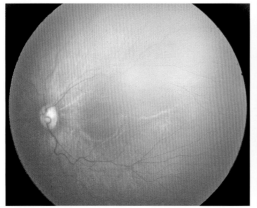

图27.67　左眼：眼底彩照
治疗后1岁时随访彩照，颞侧周边部视网膜血管化改善（到Ⅱ区）。

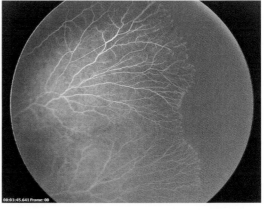

图27.68　左眼：荧光素眼底血管造影图像
治疗后1岁时颞侧周边部视网膜无血管区。

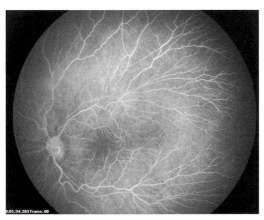

图27.69 左眼：荧光素眼底血管造影图像治疗后3岁时，−10.0D高度近视。

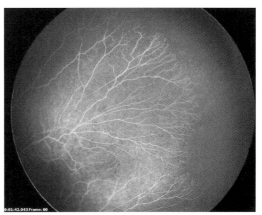

图27.70 左眼：荧光素眼底血管造影图像治疗后3岁时，荧光素眼底血管造影图像（与图27.69同时）；视网膜无血管区与图27.68几乎没有变化。

<u>3年随访</u>：双眼高度近视，仍残留周边部视网膜无血管区，不伴血管渗漏和视网膜增殖。无视网膜激光光凝治疗适应证（图27.69，图27.70）。

· 右眼：− 8.5DS / − 3.0DC × 150°。
· 左眼：− 12DS / − 3.0DC × 45°。

<u>结论</u>：本例ROP Ⅰ 区3期+病变通过双眼玻璃体腔注射雷珠单抗治疗成功。治疗后3岁时随访荧光素眼底血管造影显示周边部视网膜仍未完全血管化。对于这些眼是否应该进行视网膜激光光凝治疗，目前还没有达成共识。

27.13 病例13：Ⅰ区ROP单次贝伐单抗治疗后随访7年

<u>一般病史</u>：三胞胎早产儿之一，出生胎龄23周，出生体质量495克。因新生儿坏死性小肠结肠炎而行急诊外科手术，术后因感染巨细胞病毒2次出现脓毒症，肝脏受累。

<u>眼部病史</u>：2010年5月，诊断为ROP Ⅰ 区3期+（图27.71），双眼玻璃体腔注射贝伐单抗0.65mg。

<u>1年随访</u>：全麻下行RetCam检查（图27.72，图27.73）。右眼视力：+3.5DS / − 1.0DC×150° → 0.13，左眼视力：+3.5DS / −1.0DC×60° → 0.2。

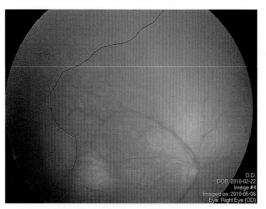

图27.71　右眼：眼底彩照

ROP Ⅰ区3期治疗前，颞侧病变"嵴"位于Ⅰ区。

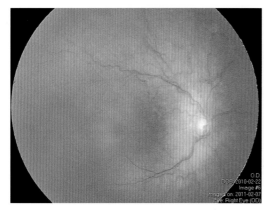

图27.72　右眼：眼底彩照

治疗1年后，视网膜完全血管化。

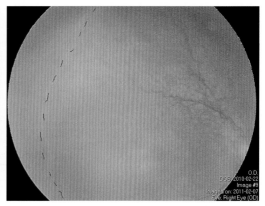

图27.73　右眼：眼底彩照

ROP Ⅰ区3期治疗1年后（续图27.72的周边部），可见轻微细"嵴"。

7年随访：右眼视力+5.25DS / −1.25DC×152° → 0.3。左眼视力+6.25DS / −1.75DC×41° → 0.3。双眼视视力0.4。左眼内斜视和眼球震颤。

结论：急性进展期ROP Ⅰ区病变的新生儿单次玻璃体腔注射贝伐单抗治疗后取得了满意结果，但在术后2年内随访显示出现视觉障碍。另见第26章。

27.14　病例14：Ⅰ区ROP单次贝伐单抗治疗后随访7年

一般病史：三胞胎男婴之一，出生胎龄23周，出生体质量585g，因新生儿坏死性小肠结肠炎行外科手术。此外，患儿还诊断有甲状腺功能减退、肺动脉高压。

眼部病史：2010年5月，诊断ROPⅠ区3期+（双眼），行双眼玻璃体腔注射贝伐单抗0.5mg。

3岁时随访：3岁时上幼儿园。据孩子母亲说，"视力很好"，即使无法确定是否有立体视觉，但"视觉状态正常"。视网膜大致正常，而周边部视网膜血管较细且轻度迂曲，血管行径呈"散开状"，无视网膜增殖或出血。

视力：右眼 0.63 LH/3米，左眼 0.63 LH/3米。

7岁时随访：右眼视力：+2.75DS=0.8，左眼视力：+2.75DS=0.9。佩戴眼镜。

无法获取眼底图像，但其眼底所见与其兄弟（病例13）相似。

结论：比较病例13和14，这对兄弟的视力结果如此不同。与哥哥相比，这个孩子视力情况较好。

27.15　病例15：Ⅰ区ROP单次雷珠单抗治疗后随访2年

该新生儿因急进性ROPⅠ区（APROP）行单次雷珠单抗（成人剂量50%）玻璃体腔注射治疗，未行视网膜激光光凝治疗。术后2年随访时，屈光不正，右眼+0.5D，左眼−7.0D。左眼眼底彩照示视网膜大致正常（图27.74），RetCam荧光素血管造影显示Ⅲ区残留视网膜未完全血管化区（图27.75）。

结论：对于残留视网膜未完全血管化区域是否行视网膜激光光凝治疗，目前尚无共识（图27.75）。

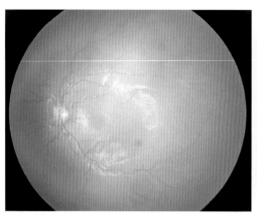

图27.74　左眼：眼底彩照
急进性Ⅰ区ROP单次玻璃体腔雷珠单抗治疗
2年后，眼底恢复正常。

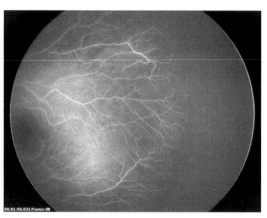

图27.75　左眼：荧光素眼底血管造影图像
显示颞侧周边部Ⅲ区残留视网膜无血管化区，
未见荧光素渗漏和视网膜增殖。

27.16　病例16：Ⅰ区3期+ROP手术治疗8年后视网膜出血

一般病史：男婴，出生胎龄24周。有新生儿坏死性小肠结肠炎及肠穿孔手术史，可见造瘘口。

眼部病史：

1月7日　诊断急进性后极部ROPⅠ区3期+（AP-ROP 3期+）。

1月7日　双眼玻璃体腔注射贝伐单抗0.6mg。

2月1日　双眼玻璃体腔注射贝伐单抗0.6mg。

3月25日　Ⅱ区ROP病变复发。

3月25日　视网膜激光光凝。

7年随访：因左眼视网膜前出血转诊，ERG提示视锥细胞和视杆细胞都有视觉电生理反应，但视锥细胞视觉电生理

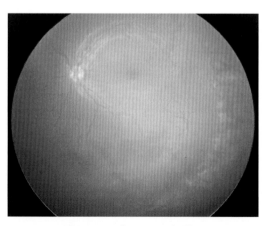

图27.76　左眼：眼底彩照
2次玻璃体腔注射贝伐单抗治疗和1次
视网膜激光光凝治疗后7年，后极部
下方见视网膜前出血。

反应轻度下降。

眼科检查：视网膜检影验光和矫正视力。右眼视力：+2.50DS／−2.00DC×5°→0.4，左眼视力：+3.50DS／−1.50DC×5°→0.3。

荧光素眼底血管造影检查可见视网膜血管异常及视网膜无血管区，未见视网膜增殖病变（图27.76至图27.78）。本病例发生左眼视网膜前出血，未见增殖性病变，此时没有治疗指征。继续随访，3个月后视网膜出血完全吸收（图27.79，图27.80）。

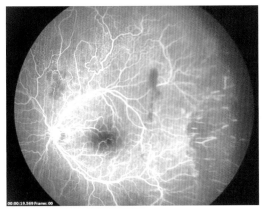

图27.77 左眼：荧光素眼底血管造影图像显示后极部上方视网膜血管异常，黄斑区颞上方见视网膜出血（遮蔽荧光）。

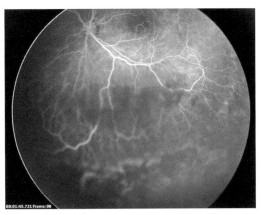

图27.78 左眼：荧光素眼底血管造影图像显示后极部下方视网膜未见增殖病变，后极部下方低荧光区域为出血。

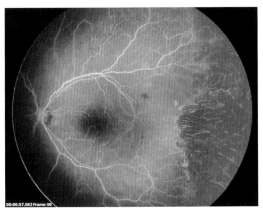

图27.79 左眼：荧光素眼底血管造影图像上次随访后3个月，仍可见周边部血管异常。

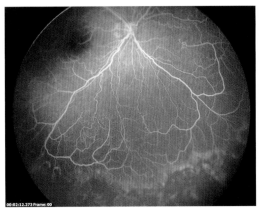

图27.80 右眼：荧光素眼底血管造影图像上次随访后3个月，仍可见鼻侧周边部血管异常。

总结：本例先进行2次玻璃体腔注射贝伐单抗治疗，随后行视网膜激光光凝治疗（注：ROP病例需要行3次玻璃体腔注射贝伐单抗治疗者很少见）。本例Ⅰ区ROP病变先行玻璃体腔注射贝伐单抗治疗和延期补充视网膜激光光凝治疗，7年后FA提示仍残留病理性血管病变。Lepore等曾对病理性视网膜和脉络膜血管异常进行过描述，建议残留病变区继续随访。

27.17　病例17：ROP附加病变延误治疗

一般病史：出生胎龄24周，出生体质量695g。

眼部病史：矫正胎龄38周时诊断为ROP 3期+，未开始治疗（图27.81）。矫正胎龄43周时诊断为3期ROP，颞侧病变"嵴"有明显活动性征象（图27.82）。

手术：矫正胎龄43周，双眼玻璃体腔注射雷珠单抗。

随访：矫正胎龄54周，荧光素渗漏明显减少。

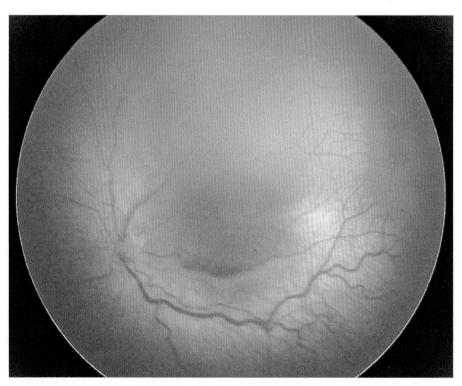

图27.81　左眼：眼底彩照
ROP附加病变被误诊为前附加病变。

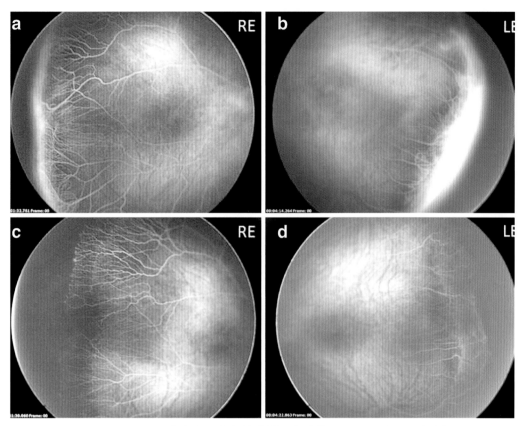

图27.82 双眼：荧光素眼底血管造影图像（摄于图27.81所示4周后）

颞侧"嵴"处可见强荧光素渗漏，双眼均行玻璃体腔注射雷珠单抗治疗（a.右眼，b.左眼）；雷珠单抗注射11周后再次行荧光素眼底血管造影（c.右眼，d.左眼），原颞侧"嵴"处未见荧光素渗漏。

参考文献

［1］ NISHINA S, SUZUKI Y, YOKOI T, et al. Clinical features of congenitalretinal folds［J］. Am J Ophthalmol, 2012, 153（1）: 81-87.

［2］ JOHN V J, MCCLINTIC J I, HESS D J, et al. Retinopathy of prematurity versus familial exudative Vitreoretinopathy: report on clinical and angiographic findings［J］. Ophthalmic Surg LasersImaging Retina, 2016, 47（1）: 14-19.

［3］ CHEN C J, HAN I C, GOLDBERG M F. Variable expression of retinopathy in a pedigree of patients with Incontinentia Pigmenti［J］. Retina, 2015, 35（12）: 2627-2632.

［4］ SWINNEY C C, HAN D P, KARTH P A. Incontinentia pigmenti: a comprehensive review and update［J］. Ophthalmic Surg Lasers Imaging Retina, 2015, 46（6）: 650-657.

［5］ LYTVYNCHUK L M, GLITTENBERG C G, ANSARI-SHAHREZAEI S, et al. Intraoperative optical coherence tomography assisted analysis of pars Plana vitrectomy for retinal detachment in morning glory syndrome: a case report［J］. BMC Ophthalmol, 2017, 17: 134.

［6］ MIRANDA H A 2nd, COSTA M C, FRAZÃO M A M, et al. Expanded Spectrum of congenital ocular findings in microcephaly with presumed Zikainfection［J］. Ophthalmology, 2016, 123（8）: 1788-1794.

［7］ FENG J, QIAN J, JIANG Y R, et al. Efficacy of primary Intravitreal Ranibizumab for retinopathy of prematurity in China［J］. Ophthalmology, 2017, 124（3）: 408-409.

［8］ LEPORE D, QUINN G E, MOLLE F, et al. Follow-up to age 4 years of treatment of type 1 retinopathy of prematurity Intravitreal Bevacizumab injection versus laser: fluorescein angiographic findings［J］. Ophthalmology, 2018, 125（2）: 218-226.

28　ROP治疗失败病例

28.1　病例18：Ⅰ区ROP（AP-ROP）视网膜激光光凝治疗后2次复发

　　这是我们开始玻璃体腔注射抗VEGF（贝伐单抗）治疗的第一例ROP病例。该新生儿诊断为双眼ROPⅠ区3期+，已进行了2次视网膜激光光凝，但是，每次治疗后眼底病变均出现复发，因此我们通过玻璃体腔注射贝伐单抗进行抢救治疗。

　　此前，对Ⅰ区ROP病例的主要治疗方法是视网膜激光光凝。经历了这个复杂病例之后，我们将玻璃体腔注射抗VEGF药物作为治疗Ⅰ区ROP病例的首选方法。

　　<u>一般病史</u>：出生胎龄24周　出生体质量716g新生儿，肠切除术后发生难治性坏死性小肠结肠炎和短肠综合征。

　　<u>眼部病史</u>：矫正胎龄32周　诊断为Ⅰ区ROP（AP-ROP）。

　　矫正胎龄32周　视网膜激光光凝（激光点数：右眼3118次，左眼2472次）。

　　矫正胎龄34周　ROP病变复发。未见光凝"遗漏灶"，但在病变"嵴"新出现视网膜无血管区，补充视网膜激光光凝（激光点数：右眼788次，左眼415次）。

　　矫正胎龄36周　ROP病变再次复发，尽管已治疗视网膜无血管区组织，仍发生虹膜红变及眼底附加病变。

　　矫正胎龄36周　玻璃体腔注射贝伐单抗抢救治疗。

　　矫正胎龄36周　术后1天附加病变明显改善。

　　矫正胎龄40周　双眼病情稳定（图28.1，图28.2）。右眼视网膜平伏，左眼因病变"嵴"瘢痕组织牵拉黄斑导致"嵴"附近局部视网膜脱离累及黄斑。

　　<u>术后8年随访</u>：右眼：-5.25DS/-2.50DC×40°，左眼：-4.25DS/-2.00DC×150°。配戴自己眼镜时，双眼视力0.25，左眼因黄斑异位，视力可能低于0.1。

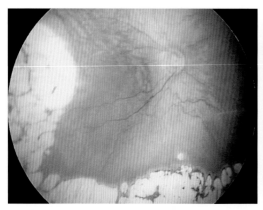

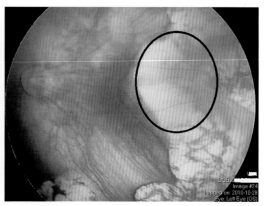

图28.1　右眼：眼底彩照

末次视网膜激光光凝后眼底彩照，大片
激光斑形成。

图28.2　左眼：眼底彩照

末次视网膜激光光凝后眼底彩照，注意
后极部激光斑瘢痕组织牵拉黄斑，导致
"嵴"附近局部视网膜脱离（黑圆圈所示
位置，4A期ROP）。

总结：尽管行完全视网膜激光光凝治疗，Ⅰ区ROP附加病变仍然可能复发，但不会发生在Ⅱ区。由于靠近后极部视网膜不能行激光光凝术，因此，对于Ⅰ区ROP病变首选玻璃体腔注射抗VEGF药物治疗（图28.3）。

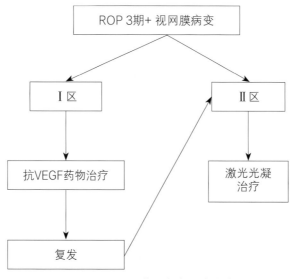

图28.3　ROP 3期+病变治疗方案

28.2　病例19：4A期ROP视网膜脱离的玻璃体切割术

一般病史：早产女婴，出生胎龄25周$^{+2}$，出生体质量743克。因胎盘感染B型链球菌行急诊剖宫产。术后2天，患儿发生肺出血，进行呼吸机辅助治疗3周，治疗期间发生了α链球菌和金黄色葡萄球菌败血症。

眼部病史：矫正胎龄34周　因ROPⅡ区3期+，在外院行视网膜激光光凝（激光点数：右眼2677次，左眼2499次）。

矫正胎龄36周　因ROP病变加重至4A期，行双眼玻璃体腔雷珠单抗注射。

矫正胎龄37周　因持续活动性病变，行双眼巩膜环扎术。

矫正胎龄41周　术后仍然呈持续活动性病变，转诊到我院。行RetCam眼底照相和荧光素眼底血管造影，结果如下。

· RetCam眼底照相

右眼：颞侧视网膜脱离伴视网膜下渗出，颞侧周边部大片激光光凝"遗漏区"，可见360°环扎"嵴"（图28.4至图28.6）。左眼：颞侧视网膜脱离伴大量视网膜下渗出，颞侧视网膜增殖，可见360°环扎"嵴"（图28.7至图28.9）。

· 荧光素眼底血管造影

双眼视网膜血管充盈延迟。右眼：后极部颞侧视网膜弱荧光，颞侧8点位至10点位病变"嵴"存在激光光凝"遗漏区"（图28.6）；左眼：全周周边部视网膜增殖病变，

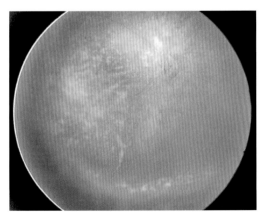

图28.4　右眼：眼底彩照

从后极部到周边部视网膜下渗出不断增加。

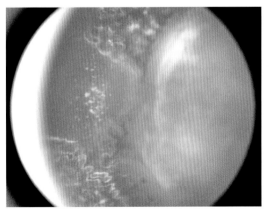

图28.5　右眼：眼底彩照

颞侧病变"嵴"见大量渗出，从8点位至10点位残留大片视网膜激光光凝"遗漏区"。

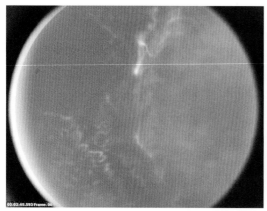

图28.6　右眼：荧光素眼底血管造影图像
颞侧8点位至10点位见视网膜激光光凝
"遗漏区"。

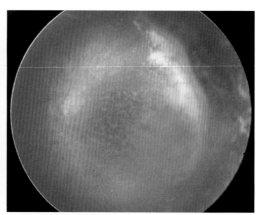

图28.7　左眼：眼底彩照
颞侧视网膜见大量渗出及未治疗的
视网膜无血管区。

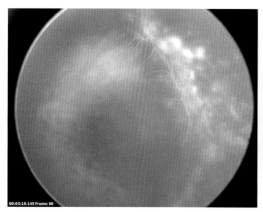

图28.8　左眼：荧光素眼底血管造影图像
未治疗的视网膜无血管化区伴荧光素渗漏
及异常血管、新生血管。

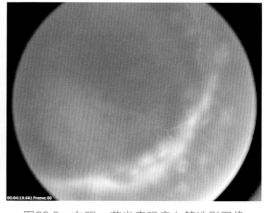

图28.9　左眼：荧光素眼底血管造影图像
病变"嵴"处见荧光素渗漏及视网膜增殖。

在颞侧、上方和6点位显著（图28.8，图28.9）。

手术：手术时间在矫正胎龄41周，与RetCam检查同一天进行。

右眼：27G保留晶状体的玻璃体切割术+眼内激光+雷珠单抗注射。

左眼：27G保留晶状体的玻璃体切割术+眼内激光+雷珠单抗注射。

<u>术后11个月随访</u>：固视能力差，双眼内斜视严重，双眼屈光度均为−11D。

<u>1岁时</u>：去除双眼巩膜环扎带。

<u>术后16个月随访</u>：去除双眼巩膜环扎带后视力明显提高，左眼能固视亲人面孔

和玩具；右眼内斜。屈光不正：右眼－8D，左眼－11D。眼底检查：双眼近视眼底改变，视网膜平伏，无渗出及出血，周边部视网膜见激光斑形成良好。

总结：①本例ROP病情的进展原因是视网膜激光光凝不足（图28.5，图28.6）。②巩膜环扎带导致高度近视（－12D），去除巩膜环扎带后，右眼近视由－12D降低至－9D，左眼近视由－11D降低至－10D。

28.3 病例20：4A期ROP（右眼）和4B期ROP（左眼）视网膜脱离和再脱离

一般病史：出生胎龄22周，出生体质量525g。

眼部病史：2010年3月　诊断为ROP Ⅰ区3期+，行玻璃体腔注射雷珠单抗。

2010年5月　ROP病变复发，行视网膜激光光凝。

2010年8月　眼球震颤。

2010年9月　视网膜脱离（右眼4A期，左眼4B期）：双眼第1次行保留晶状体的玻璃体切割术+玻璃体腔注射雷珠单抗（图28.10至图28.15）。

玻璃体切割术后3周　右眼视网膜脱离复发；左眼视网膜平伏，病情稳定。右眼行第2次玻璃体切割术+玻璃体腔注射雷珠单抗（图28.15至图28.18）。

2010年12月末次随访：右眼视网膜平伏，左眼病情稳定。

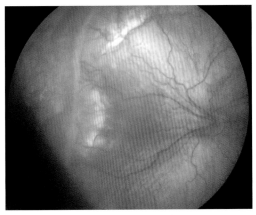 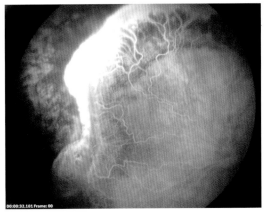

图28.10　右眼：眼底彩照
第1次玻璃体切割术前，视网膜脱离
（4A期ROP）。

图28.11　右眼：荧光素眼底血管造影图像
第1次玻璃体切割术前，沿病变"嵴"出现
视网膜纤维血管增殖。

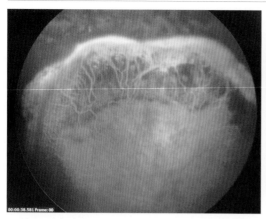

图28.12　右眼：荧光素眼底血管造影图像
第1次玻璃体切割术前，沿病变"嵴"上
出现视网膜纤维血管增殖。

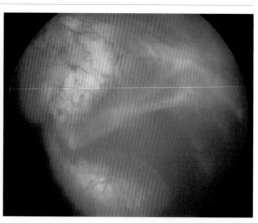

图28.13　左眼：眼底彩照
第1次玻璃体切割术前，4B期ROP伴黄斑
视网膜下出血。

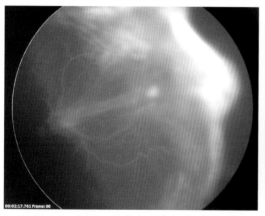

图28.14　左眼：荧光素眼底血管造影图像
第1次玻璃体切割术前，周边部视网膜强
荧光素渗漏。

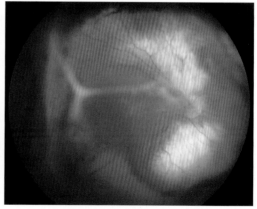

图28.15　右眼：眼底彩照
第1次玻璃体切割术后3周，视网膜脱离
复发伴黄斑视网膜下出血。

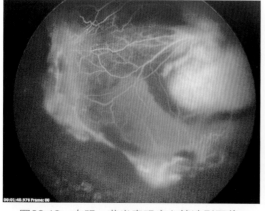

图28.16　右眼：荧光素眼底血管造影图像
第1次玻璃体切割术后3周，视网膜脱离复发
伴黄斑视网膜下出血。

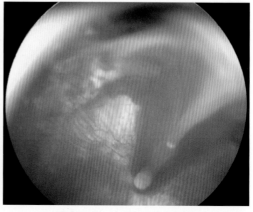

图28.17　左眼：眼底彩照
第1次玻璃体切割术后3周，病情明显改善。

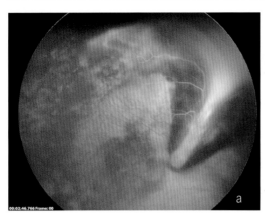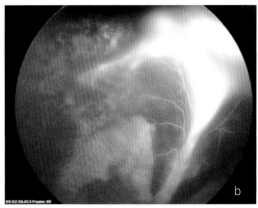

图28.18　左眼：荧光素眼底血管造影图像

第1次玻璃体切割术后3周，视网膜皱襞处强荧光渗漏（a）；荧光素眼底血管造影晚期（b）。

28.4　病例21：4B期ROP伴视网膜渗出的玻璃体切割术

早产婴儿出生胎龄23周，出生体质量665g，矫正胎龄35周时诊断为ROP 3期+，行视网膜激光光凝（激光点数：右眼1992次，左眼1930次）。双眼病变继续进展，3周后双眼补充视网膜激光光凝，分别予以300点有效激光斑。但右眼病变仍有进展，3周后该新生儿转诊至我院。我们立即安排了全麻下检查，诊断右眼4A期ROP，视乳头周围及沿血管弓处见大量视网膜下渗出（图28.19至图28.21）、残留激光光凝"遗漏区"（图28.20）、视网膜纤维血管膜形成（图28.21）；左眼

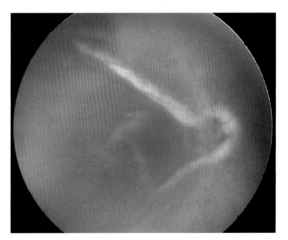

图28.19　右眼：眼底彩照

4B期ROP伴视乳头周围及沿颞侧血管弓处视网膜渗出，由于激光光凝治疗不足导致黄斑区视网膜脱离。

正常（图28.22）。右眼行保留晶状体的玻璃体切割术联合玻璃体腔注射雷珠单抗，术后1周随访显示视网膜平伏和渗出明显减少（图28.23）。

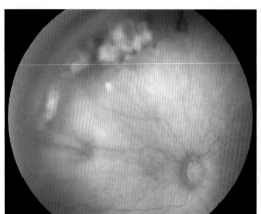

图28.20　右眼：眼底彩照
可见视网膜激光光凝后周边部视网膜无血管区
"遗漏区"。双眼均再次补充视网膜激光光凝；
术后左眼病变消退，但右眼病情进展。

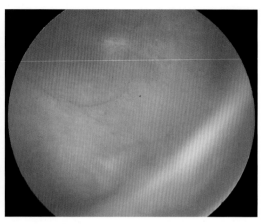

图28.21　右眼：眼底彩照
"嵴"上视网膜纤维性血管膜形成但未达
晶状体后表面。

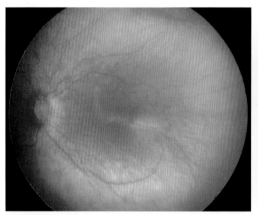

图28.22　左眼：眼底彩照
第2次视网膜激光光凝后病变消退，
病情稳定。

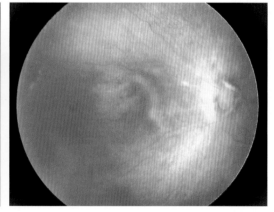

图28.23　右眼：眼底彩照
玻璃体切割术后第7天随访，渗出显著
减少，新生儿固视能力提高。

　　总结：ROP病情加重的原因是视网膜激光光凝治疗不足。这种情况下，可以尝试先行玻璃体腔注射抗VEGF药物和足够的视网膜激光光凝治疗，必要时再进行玻璃体切割术。本例患儿右眼因视网膜脱离累及黄斑区，故选择行玻璃体切割术。

28.5　病例22：4A期ROP视网膜激光光凝治疗不足行激光光凝联合玻璃体腔注射雷珠单抗治疗

早产婴儿，出生胎龄24周，出生体质量600g。在外院诊断双眼ROP 3期+，行双眼视网膜激光光凝后病变持续不退，发生颞侧至黄斑区局部视网膜脱离，视网膜前出血。该新生儿是首次治疗6周后转诊到我院进行检查，目前患儿4月龄，体重4360g，眼底检查显示双眼分别存在视网膜激光光凝治疗过度和治疗不足（图28.24至图28.26）。

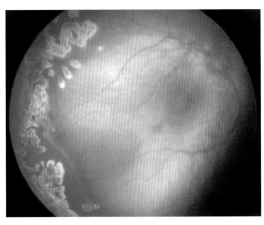

图28.24　右眼：眼底彩照

ROP 3期+，注意颞侧"嵴"病变处视网膜激光光凝治疗不足。

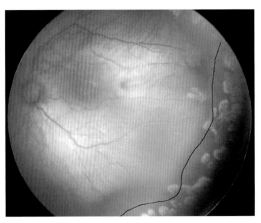

图28.25　左眼：眼底彩照

3期ROP，"嵴"病变后缘可见陈旧激光斑（治疗过度），前缘区可见视网膜激光光凝"遗漏区"（治疗不足）（黑线示分界）。

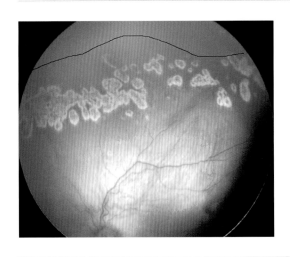

图28.26　左眼：眼底彩照

视网膜无血管区域未行视网膜激光光凝（治疗不足），视网膜血管化区域进行了视网膜激光光凝（治疗过度）（黑线示分界）。尽管过度治疗不会影响ROP活动性，仍需避免过度治疗破坏正常视网膜组织；而治疗不足没有使ROP活动性消退，因此在任何情况下都必须避免治疗不足所致的风险。

右眼3点位和9点位有局部视网膜脱离，伴附加病变；左眼11点位和3点位有局部视网膜脱离，不伴附加病变。补充视网膜激光光凝（激光点数：右眼1157点，左眼1364点）。右眼补充玻璃体腔注射雷珠单抗治疗；左眼由于当前没有附加病变，未行玻璃体腔注射雷珠单抗治疗。

补充视网膜激光光凝1个月后，未行雷珠单抗治疗的左眼出现后极部视网膜前出血（图28.27）。由于出血位于后极部而不是病变"嵴"上，且激光光凝足够，没有观察到局部视网膜脱离，因此未进行治疗。3个月后随访，出血消失，视网膜完全贴附（图28.28）。

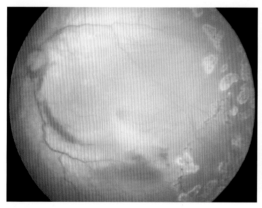
图28.27 左眼：眼底彩照
补充视网膜激光光凝后1个月随访，
发生视网膜前出血，没有治疗。

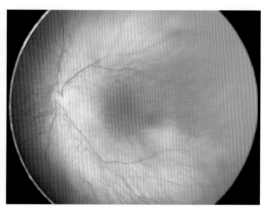
图28.28 左眼：眼底彩照
补充视网膜激光光凝后3个月随访，
视网膜前出血已完全吸收。

总结：ROP病情进展的原因是视网膜激光光凝治疗不足。如果存在治疗不足，建议首选补充视网膜激光光凝和玻璃体腔注射雷珠单抗治疗，如果2周后附加病变仍然没有消退，建议行保留晶状体的玻璃体切割术。

28.6 病例23：出生胎龄22周新生儿ROP延误治疗

出生胎龄22周$^{+6}$的新生儿在矫正胎龄39周时诊断为右眼ROP 3期+（图28.29，图28.30），左眼2期ROP。该新生儿被转诊到某治疗中心被诊断为2期ROP，未行治疗。

2个月后，观察到黄斑区视网膜牵拉伴颞侧病变"嵴"局部视网膜脱离（图28.31，图28.32），行玻璃体腔注射贝伐单抗，术后随访2个月显示眼底无变化（图28.33）。

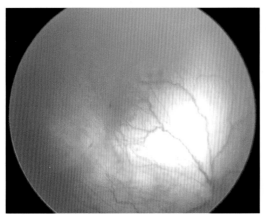

图28.29 右眼：眼底彩照

矫正胎龄39周，颞侧扁平视网膜病变
"嵴"，位于后Ⅱ区。

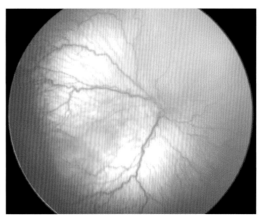

图28.30 右眼：眼底彩照

矫正胎龄39周，视网膜中央血管迂曲、
扩张，ROP附加病变。

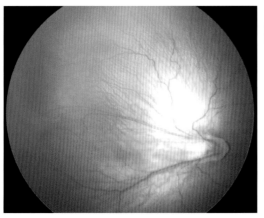

图28.31 右眼：眼底彩照

2个月后，黄斑区视网膜牵拉。

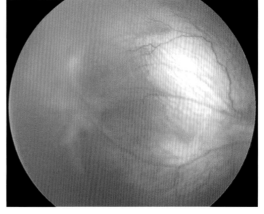

图28.32 右眼：眼底彩照

2个月后，病变"嵴"上视网膜纤维性血管
增殖形似"章鱼"，可见视网膜浅脱离，
行玻璃体腔注射贝伐单抗。

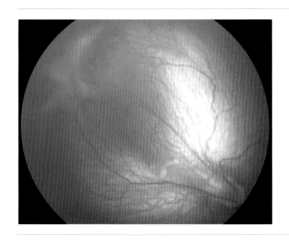

图28.33 右眼：眼底彩照

玻璃体腔注射贝伐单抗2个月后，仍然见
视乳头倾斜、黄斑区视网膜牵拉，无局部
视网膜脱离，因此不建议进一步治疗。

28.7　病例24：4A期ROP冷冻和视网膜激光光凝治疗后行玻璃体腔注射雷珠单抗治疗

一般病史：早产男婴，出生胎龄24周，极低出生体质量470g。

眼部病史：

矫正胎龄32周　诊断为ROPⅠ区3期+，行视网膜激光光凝。

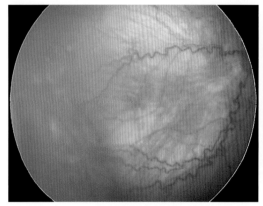

图28.34　右眼：眼底彩照

视网膜中央血管迂曲、扩张，颞侧病变
"嵴"上可见出血，视网膜平伏，鼻侧
视网膜无异常。

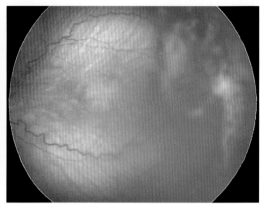

图28.35　左眼：眼底彩照

虹膜红变。视网膜中央血管迂曲、扩张，颞
侧2点位至5点位视网膜脱离区色素形成，脱
离视网膜表面见"网样"视网膜增殖，未累及
黄斑。

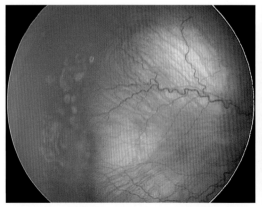

图28.36　右眼：眼底彩照

1个月后，视网膜出血吸收，玻璃体轻度
混浊，视网膜中央血管仍迂曲，扩张减轻。

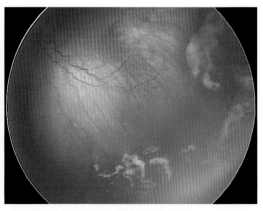

图28.37　左眼：眼底彩照

1个月后，视网膜出血完全吸收，视网膜
平伏，血管近正常。

随访期间ROP活动性病变持续存在，发生虹膜红变，存在视网膜激光光凝治疗不足。因此，建议再次治疗。

矫正胎龄37周　冷冻治疗。

继续随访期间，虹膜红变消退；但视网膜血管形态无改善，左眼病变"嵴"上视网膜增殖、视网膜出血。

矫正胎龄39周　患儿转诊到我院。我们立即安排全麻下间接检眼镜和RetCam检查。右眼：无虹膜红变，视网膜中央血管迂曲、扩张，颞侧病变"嵴"上可见出血，视网膜平伏（图28.34）；左眼：虹膜红变，视网膜中央血管迂曲、扩张，颞侧2点位至5点位视网膜脱离区色素形成，未累及黄斑。脱离视网膜表面见"网样"视网膜增殖。鼻侧视网膜无异常（图28.35）。

右眼诊断为ROP 3期+，左眼诊断为4A期ROP。

双眼即行玻璃体腔注射贝伐单抗。

矫正胎龄44周（注药后1个月）　随访，视网膜出血吸收。左眼视网膜平伏（图28.36，图38.37）。

<u>3岁时随访</u>：该患儿眼部情况很糟糕，具体表现为视力差，眼球震颤，高度近视及散光，400~600度近视伴散光200~300度。

<u>总结</u>：本例ROP病情进展的主要原因是视网膜激光光凝治疗不足。病情发展至4A期ROP时，玻璃体腔注射抗VEGF药物可能会解决问题；如果注射后2周仍无效，建议行保留晶状体的玻璃体切割术。

28.8　病例25：4A期ROP玻璃体切割术

早产儿出生胎龄24周，在矫正胎龄32周时，诊断为双眼ROP Ⅰ区3期+，行双眼玻璃体腔注射雷珠单抗。在矫正胎龄40周时，双眼病变在Ⅱ区复发，行双眼视网膜激光光凝；治疗后2周期间左眼发生视网膜脱离（4A期ROP），右眼病变消退。在矫正胎龄42周时，行左眼巩膜环扎术。术后左眼视网膜脱离仍持续存在，视网膜渗出逐渐增多。在矫正胎龄46周时，患儿转至我院接受玻璃体切割术。

<u>接诊后于全身麻醉下进行检查</u>：右眼ROP病变平静。左眼颞侧赤道部见大片视网膜前出血以及后极部视网膜大量渗出，可见360°环扎带手术"嵴"，颞侧视网膜轻度隆起，诊断为左眼4A期ROP。决定行左眼保留晶状体的玻璃体切割术。

<u>手术</u>：确诊后立即行左眼27G保留晶状体的玻璃体切割术联合玻璃体腔注射贝伐单

抗治疗，无手术并发症。

术后2个月随访：视觉功能：可固视追光。左眼内斜视。视网膜检影：右眼+1.50D；左眼－9.00D。

术后4个月随访：左眼近视程度从－9.00D增加到－12.00D。

术后9个月：去除巩膜环扎带。

术后10个月随访：右眼视觉反应灵敏，固视良好；左眼内斜视。视网膜检影：右眼+1.50D，左眼-12.0D。眼底检查：右眼视乳头及黄斑正常，视网膜平伏。左眼视乳头正常，黄斑中心凹反光不清，视网膜平伏、无渗出。

总结：①ROP病情进展原因尚不完全明

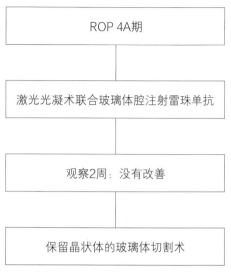

图28.38　4A期ROP治疗方案

确。本例患儿双眼视网膜激光光凝后病情看似稳定，但不排除病变"嵴"处存在激光光凝治疗不足。对4A期ROP的治疗方案如图28.38所示。②巩膜环扎带导致高度近视。本例患儿发生－12.0D近视，单眼巩膜环扎带导致严重屈光参差和弱视。

28.9　病例26：4B期ROP玻璃体切割术失败

新生儿出生胎龄23周，矫正胎龄35周时诊断为双眼ROP 3期+，行双眼视网膜激光光凝。矫正胎龄39周时行双眼玻璃体腔注射雷珠单抗联合巩膜环扎术；矫正胎龄43周时因左眼视网膜脱离（4期）转诊到我院行玻璃体切割术。

患儿左眼发生急性泪囊炎。为了降低眼内炎发生风险，氯霉素滴眼液治疗2天后行玻璃体腔注射雷珠单抗治疗。

全身麻醉下眼部检查：右眼：屈光间质清晰，见360°环扎带压"嵴"，颞侧病变"嵴"上大片视网膜出血；荧光

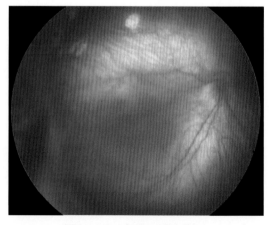

图28.39　右眼：眼底彩照
无附加病变，9点位病变"嵴"上见大片视网膜出血。

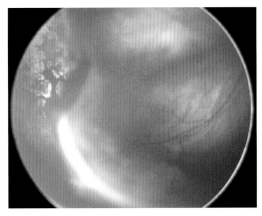

图28.40 右眼：眼底彩照
颞侧病变"嵴"范围"遗漏区"，6点位到9点位见视网膜出血和视网膜纤维性血管膜。

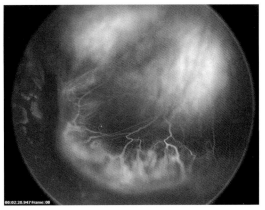

图28.41 右眼：荧光素眼底血管造影图像
与图28.40相应的荧光素眼底血管造影图像。6点位到8点位见荧光素渗漏和视网膜增殖。

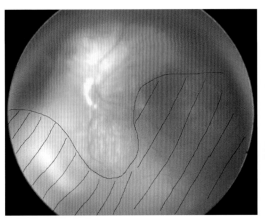

图28.42 左眼：眼底彩照
4B期ROP，黄斑区视网膜脱离。

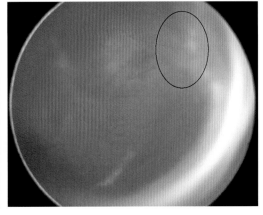

图28.43 左眼：眼底彩照
病变"嵴"处视网膜增生组织收缩、牵引（黑圆）伴局部视网膜脱离。注意颞侧周边部视网膜白色纤维性血管膜。

素眼底血管造影显示9点位处视网膜明显新生血管形成，360°范围视网膜激光光凝"遗漏区"（图28.39至图28.41）。

左眼：屈光间质混浊，见眼底360°环扎带压"嵴"。鼻侧及下方视网膜脱离，累及黄斑区。RetCam荧光素眼底血管造影显示颞侧视网膜新生血管形成和360°范围视网膜激光光凝"遗漏区"（图28.42至图28.44）。

　　右眼诊断为Ⅱ区ROP病变迁延不愈，拟行双目间接检眼镜激光联合玻璃体腔注射雷珠单抗治疗。左眼诊断为4B期ROP，拟行保留晶状体的玻璃体切割术联合玻璃体腔注射雷珠单抗治疗。

　　手术：右眼：视网膜激光光凝联合玻璃体腔注射雷珠单抗治疗。

　　左眼：27G保留晶状体的玻璃体切割术。由于视网膜纤维性血管膜严重影响套管针插入，损伤到晶状体。灌注管没有位于玻璃体腔内，开始灌注时导致视网膜脱离。术毕及术后1天视网膜平伏，1周后发生视网膜脱离（图28.45）。我们与患儿父母讨论了病情，并告知他们下一次手术有必要行晶状体切除术。患儿父母选择不进行手术。

　　4个月后，去除双眼巩膜环扎带。患儿双眼内斜视，能固视追光，并开始玩玩具。

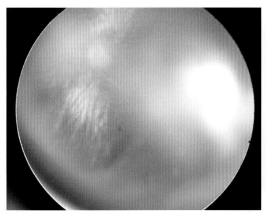 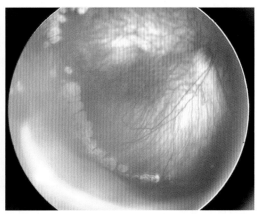

图28.44　右眼：眼底彩照 术后4个月随访时，视网膜平伏。

图28.45　左眼：眼底彩照 术后4个月随访时，鼻侧视网膜平伏，其余象限视网膜脱离，3点位可见较厚的白色纤维性血管膜。

29 文献报告中值得关注的ROP特殊病例

29.1 ROP玻璃体腔注射贝伐单抗治疗后病变远期复发

玻璃体腔注射抗VEGF药物治疗可短暂抑制VEGF活性，治疗后增殖性视网膜病变可"复发"（recurrence）或"复活"（reactivation），因此玻璃体腔注射抗VEGF治疗与视网膜激光光凝后通常表现为不同临床病程过程。

ROP"复发"或"复活"是抗VEGF治疗后的主要关注点之一。Blair与其同事曾报道过2例ROP玻璃体腔注射贝伐单抗治疗后，ROP病变远期复发导致视网膜脱离。

病例1 2016年Snyder等报道一例2.5岁时ROP病变"复活"病例，摘要如下：早产女婴，出生胎龄24周，出生体质量630g。诊断为双眼AP-ROP。矫正胎龄34周时行双眼玻璃体腔注射贝伐单抗（0.625mg）；矫正胎龄51周时，双眼病变"复活"，诊断为ROPⅡ区3期+，再次行双眼玻璃体腔注射贝伐单抗（0.625mg）。矫正胎龄80周时，病变没有"复发"，认为周边部视网膜血管化良好。2.5岁时，右眼发生玻璃体积血合并牵拉性视网膜脱离；左眼Ⅱ区视网膜纤维性血管增殖（extraretinal fibrovascular proliferation，EFP）。右眼行2次玻璃体切割术，左眼行周边部视网膜激光光凝。

病例2 2017年Hajrasouliha等报道一例ROP病例，双眼行玻璃体腔注射贝伐单抗治疗。3岁时病变"复活"导致双眼牵拉性视网膜脱离。详情如下。

女婴，出生胎龄24周，出生体质量739g，诊断为双眼ROPⅡ区3期+。矫正胎龄36周时行双眼玻璃体腔注射贝伐单抗治疗（0.625mg）。随访至矫正胎龄75周时病情稳定，随访时间延长为间隔6个月一次。3岁时患儿发生双眼周边部视网膜脱离，伴眼前段视网膜纤维血管膜增殖及眼后段视网膜渗出。双眼视网膜激光光凝治疗周边部视网膜无血管区，巩膜扣带术松解视网膜纤维性血管膜组织牵拉，玻璃体腔注射贝伐单抗抑制新生血管发生和血管渗漏。

以上2个病例凸显了抗VEGF药物治疗后与传统视网膜激光光凝后眼部不同临床变

化的过程。同时，提出了关于抗VEGF治疗后的最佳随访方案，以及玻璃体腔注射抗VEGF制剂后视网膜激光光凝治疗最佳适应证的问题。医生应警惕ROP远期"复活"的可能性，在决定延长随访间隔时间之前需谨慎对待。抗VEGF药物治疗后周边部视网膜无血管化区持续存在时，较短随访间隔时间、定期行荧光素眼底血管造影评估周边部视网膜以及视网膜激光光凝无血管化区可能是有益的。

29.2　伴法洛四联症的迁延性ROP病例

已报道2例法洛四联症（tetralogy of Fallot，TOF）ROP患儿治疗后出现不典型ROP临床表现病例。TOF是指同时存在室间隔缺损、肺动脉瓣狭窄、右心室肥厚和主动脉骑跨四种心脏异常的一种先天性心脏病，是最常见的发绀型先天性心脏病之一。TOF患者动脉氧饱和度低，从而导致组织缺血（如视网膜缺血）。

2013年，Paulus和Moshfeghi报道了一例女婴经视网膜激光光凝治疗后持续性附加病变不消退病例。早产女婴，出生胎龄29周$^{+2}$，出生体质量940g，诊断为TOF和Di George综合征；出生后2个月诊断1型ROP。视网膜激光光凝治疗周边部视网膜无血管化区后，EFP（视网膜纤维性血管增殖）消退而ROP附加病变却加重。激光光凝术后2个月荧光素眼底血管造影显示ROP病变静止，而附加病变仍然持续存在几个月。

2016年，Gunay等报道了一例TOF女婴ROP病情持续进展。患儿出生胎龄35周，出生体质量1700g。矫正胎龄39周时诊断为ROP Ⅱ区1期伴血管轻度扩张、迂曲；矫正胎龄6个月时上述情况仍然存在。

以上病例提示患有严重心血管病的婴儿可能发生ROP。

29.3　ROP玻璃体腔注射治疗后眼内炎

目前关于玻璃体腔注射抗VEGF药物治疗ROP已有大量研究，据作者所知，玻璃体腔注射后发生感染性眼内炎的报道只有一例（截至2018年9月）。

2017年，中国广州Wang和Xiang报道一例ROP患儿经玻璃体腔注射贝伐单抗后发生细菌性眼内炎病例。男婴，出生胎龄28周，出生体质量1200g。在矫正胎龄34周时诊断为双眼ROP Ⅱ区2期+，行双眼玻璃体腔注射贝伐单抗。术前使用聚维酮碘溶液消毒双眼，术后使用妥布霉素地塞米松软膏每天3次涂双眼。术后第4天眼底检查发现左眼眼底白色斑块。术后1周，临床表现为左眼球结膜充血、角膜水肿；眼底检查发现白色斑块增大为灰色絮状团块伴玻璃体混浊，诊断为左眼细菌性眼内炎。采集玻璃体切割头取玻璃体液标本并行玻璃体腔注射万古霉素和头孢他啶，未全身应用抗生素。玻璃体腔注射抗生素治疗后，眼底情况和角膜水肿改善，用药后3周获得良好解剖结果。

本病例提示：①ROP患者在行玻璃体腔注射后，为了及早发现感染性眼内炎，需要密切检查眼底；②玻璃体腔注射广谱抗生素可能有效，因此不需要全身应用抗生素；③早产儿行玻璃体腔注射后一旦发生细菌性眼内炎，其临床表现与成人患者相似。然而，由于来自单个病例的信息非常有限，医生应该谨慎处置玻璃体腔注射治疗ROP后发生的罕见眼内炎病例。

29.4 ROP视网膜激光光凝或玻璃体腔注射抗VEGF药物后渗出性视网膜脱离

曾有医生报道ROP视网膜激光光凝后发生渗出性视网膜脱离病例。2014年，Ehmann和Greve报道了2例ROP患儿分别在激光光凝术后第10天和第7天发生大泡性渗出性视网膜脱离。病例1，2次玻璃体腔注射地塞米松和3次注射贝伐单抗治疗后视网膜下液减少。病例2，2次玻璃体腔注射贝伐单抗治疗后视网膜下液大部分吸收。贝伐单抗治疗在这些病例中的确切作用机制尚不确定。

2018年，Cabrera等报道1例视网膜激光光凝后发生渗出性视网膜脱离。详情如下：女婴，出生胎龄25周，出生体质量469g。矫正胎龄35周时诊断双眼ROPⅡ区3期+，行双眼视网膜激光光凝。术后第5天发生大范围黄斑区渗出性视网膜脱离。矫正胎龄52周时OCT显示遗留视网膜下瘢痕和外层视网膜结构缺失，黄斑牵拉移位。该作者认为，ROP视网膜激光光凝后发生渗出性视网膜脱离不需积极干预即可自愈，但可能造成永久性视网膜损害病变。有关玻璃体腔注射贝伐单抗后发生渗出性视网膜脱离的病例也有报道。Chhablani等报道1例低眼压、渗出性视网膜脱离和继发性脉络膜缺血病例。

详情如下：男婴，出生胎龄28周，诊断为双眼Ⅰ区AP-ROP，行双眼玻璃体腔注射贝伐单抗。次日患儿出现低眼压、渗出性视网膜脱离和散在脉络膜白色斑点。用类固醇滴眼液和睫状肌麻痹剂滴眼液治疗10天后，渗出性视网膜脱离消失。作者总结玻璃体腔注射贝伐单抗治疗ROP继发性脉络膜缺血是一种少见并发症。

29.5　玻璃体腔注射抗VEGF药物后眼内压升高

理论上早产儿玻璃体腔注药后眼压会升高，但只有很少数研究涉及这个问题。瑞士一项连续病例组研究显示6只眼接受玻璃体腔注射雷珠单抗（0.3mg/0.03mL）治疗后有3只眼需要行前房穿刺术降低眼压。玻璃体腔注药后即时行间接检眼镜检查，发现由于高眼压导致视网膜中央动脉灌注不足，行前房穿刺后视网膜中央动脉灌注不足立即改善。尽管该研究对视网膜中央动脉灌注不良的定义并不明确，但医生应该意识到ROP行玻璃体腔注射药物治疗后眼压可能会升高，应在注药后即时进行眼底检查。

29.6　ROP玻璃体腔注射抗VEGF药物后其他不常见眼部反应

台湾省的一项多中心研究显示，ROP患者接受玻璃体腔注射贝伐单抗的49只眼中有2只眼在注药后出现短暂性视网膜血管鞘形成。1例双眼诊断为4A期ROP的患儿，双眼出现短暂性下方视网膜分支静脉血管鞘形成，玻璃体切割手术后血管鞘消失。该研究作者提到，尚不清楚血管鞘形成是由于注药后眼压升高导致还是由于抗VEGF药物残留引起，作者认为更有可能是由于注射药物的延迟效应引起短暂性血管鞘形成，而不是急性眼压升高所致。

泰国报道1例出生胎龄28周的AP-ROP病例，视网膜激光光凝和玻璃体腔注射贝伐单抗治疗后沿激光斑后缘发生两处脉络膜破裂。该作者推测，患儿发生脉络膜破裂是由于视网膜激光光凝后组织效应（视网膜脉络膜瘢痕形成伴RPE丢失及脉络膜毛细血管和大血管萎缩）和玻璃体腔注射贝伐单抗药物反应（阻断VEGF对脉络膜毛细血管的发育和稳定的作用）的双重作用所致。

参考文献

[1] SNYDER L L, GARCIA-GONZALEZ J M, SHAPIRO M J, et al. Very late reactivation of retinopathy of prematurity after monotherapy with Intravitreal Bevacizumab[J]. Ophthalmic Surg Lasers Imaging Retina, 2016, 47: 280-283.

[2] HAJRASOULIHA A R, GARCIA-GONZALES J M, SHAPIRO M J, et al. Reactivation of retinopathy of prematurity three years after treatment with Bevacizumab[J]. Ophthalmic Surg Lasers Imaging Retina, 2017, 48: 255-259.

［3］ PAULUS Y M, MOSHFEGHI D M. Persistent plus disease after laser in retinopathy of prematurity with tetralogy of Fallot［J］. Eur J Ophthalmol, 2013, 23：764-766.

［4］ GUNAY M, YAVUZ T, CELIK G, et al. Persistence of retinopathy of prematurity in an infant with tetralogy of fallot［J］. Case Rep Pediatr, 2016, 2016：7070316.

［5］ WANG J, XIANG D. Early clinical characteristics of bacterial endophthalmitis in retinopathy of prematurity after intravitreal bevacizumab injection: a case report［J］. Exp Ther Med, 2017, 13：3563-3566.

［6］ EHMANN D, GREVE M. Intravitreal bevacizumab for exudative retinal detachment post laser therapy for retinopathy of prematurity［J］. Can J Ophthalmol, 2014, 49：228-231.

［7］ CHHABLANI J, RANI P K, BALAKRISHNAN D, et al. Unusual adverse choroidal reaction to intravitreal bevacizumab in aggressive posterior retinopathy of prematurity: the Indian Twin Cities ROP screening（ITCROPS）data base report number 7［J］. Semin Ophthalmol, 2014, 29：222-225.

［8］ MENKE M N, FRAMME C, NELLE M, et al. Intravitreal ranibizumabmonotherapy to treat retinopathy of prematurity zone Ⅱ, stage 3 with plus disease［J］. BMC Ophthalmol, 2015, 15：20.

［9］ WU W C, YEH P T, CHEN S N, et al. Effects and complications of bevacizumab use in patients with retinopathy of prematurity: a multicenter study in Taiwan［J］. Ophthalmology, 2011, 118：176-183.

［10］ ATCHANEEYASAKUL L O, TRINAVARAT A. Choroidal ruptures after adjuvant intravitreal injection of bevacizumab for aggressive posterior retinopathy of prematurity［J］. J Perinatol, 2010, 30：497-499.